Aktuelle Aspekte der Pränatalmedizin

UNI-MED

UNI-MED Verlag AG
Bremen - London - Boston

Stumm, Markus:
Aktuelle Aspekte der Pränatalmedizin/Markus Stumm.-
1. Auflage - Bremen: UNI-MED, 2017
(UNI-MED SCIENCE)
ISBN 978-3-8374-1547-6

International Medical Publishers (London, Boston)
Internet: www.uni-med.de, e-mail: info@uni-med.de

Printed in Germany

UNI-MED. Die beste Medizin.

In der Reihe UNI-MED SCIENCE werden aktuelle Forschungsergebnisse zur Diagnostik und Therapie wichtiger Erkrankungen "state of the art" dargestellt. Die Publikationen zeichnen sich durch höchste wissenschaftliche Kompetenz und anspruchsvolle Präsentation aus. Die Autoren sind Meinungsbildner auf ihren Fachgebieten.

Vorwort und Danksagung

Der Wunsch aller werdenden Eltern ist ein gesundes Kind. Doch ungefähr 5 % aller neugeborenen Kinder in Deutschland zeigen eine oder mehrere angeborene Fehlbildungen oder Störungen. Diese sind die zweithäufigste Todesursache im Säuglingsalter und die häufigste Todesursache im Kindesalter. Eine gewisse Anzahl dieser Fehlbildungen und Störungen ist aufgrund der familiären Vorbelastung, z. B. bedingt durch genetische Erkrankungen, vorhersehbar. Der überwiegende Anteil der angeborenen Defekte tritt jedoch unerwartet und spontan im Verlauf einer Schwangerschaft auf. Die Pränataldiagnostik kann dabei helfen, diese Fälle zu erkennen und ermöglicht damit den betroffenen Eltern wichtige Handlungsoptionen.

Im Rahmen der Pränataldiagnostik muss zwischen Methoden differenziert werden, die lediglich eine **Risikoabschätzung** ermöglichen (z.B. Ersttrimester Screening) oder ein **diagnostisches Ergebnis** (z.B. Fruchtwasseranalyse) erzielen. Des Weiteren muss zwischen **nichtinvasiver Pränataldiagnostik** (Ultraschalluntersuchungen, biochemische Analysen und NIPT [nichtinvasive pränatale Tests]) und der **invasiven Pränataldiagnostik** (Fruchtwasserpunktion, Chorionzottenbiopsie und Nabelschnurpunktion) unterschieden werden. Während die nichtinvasive Pränataldiagnostik außer des Risikos der Verunsicherung der Schwangeren bzw. der werdenden Eltern kein Risiko für die Schwangerschaft mit sich bringt, beinhaltet die invasive Pränataldiagnostik ein kleines, aber messbares Risiko, die Schwangerschaft durch den Eingriff zu verlieren. Dieses Risiko liegt je nach Untersuchung, Erfahrung des Untersuchers und der Zahl der pro Jahr durchgeführten Eingriffe in einem Bereich von 0,1-3,0 %.

In Deutschland unterliegt die Pränataldiagnostik speziellen gesetzlichen Regelungen, die im ersten Kapitel dieses Buches ("Rechtliche Regelungen zur Pränataldiagnostik") kurz dargestellt werden.

In Kapitel 2. ("Ultraschalldiagnostik") werden die aktuellen Verfahren der bildgebenden pränatalen Diagnostik aufgeführt, und die Möglichkeiten und Grenzen dieser Diagnostik erläutert. Grundsätzlich sind in jeder Schwangerschaft drei Ultraschalluntersuchungen vorgesehen, welche die Gesundheit von Mutter und Kind kontrollieren. Zusätzlich werden aber auch spezielle Ultraschalluntersuchungen angeboten, die über diese sogenannten Screening-Untersuchungen hinausgehen. Dabei können Fehlbildungen und Entwicklungsstörungen beim ungeborenen Kind frühzeitig erkannt werden. Beim Ersttrimester-Screening in der 12. bis 14. Schwangerschaftswoche werden von erfahrenen Ultraschall-Untersuchern bereits mehr als die Hälfte aller Organfehlbildungen erkannt und auch mögliche Risiken einer Präeklampsie oder einer Frühgeburt im späteren Schwangerschaftsverlauf ermittelt. Eine weitere Ultraschalluntersuchung zwischen der 19. und 22. Schwangerschaftswoche führt zu noch detaillierteren Aussagen. Dabei kann entweder nur eine Größenbestimmung des Kindes oder auch eine systematische Untersuchung nach Fehlbildungen erfolgen. Entsprechend den neuen Mutterschaftsrichtlinien hat jedoch jede werdende Mutter, unabhängig von den Risikoparametern der Schwangerschaft, einen Anspruch auf eine eingehende Ultraschalluntersuchung der kindlichen Organe.

Zusätzlich kann beim Ersttrimester-Screening aus einer Kombination aus dem Altersrisiko der Mutter, der Konzentration von bestimmten Hormonen im mütterlichen Blut und der Messung der Nackentransparenz des Kindes, das individuelle Risiko für spezifische Aneuploidien (z.B. die Trisomie 21) berechnet werden. Dabei handelt es sich aber lediglich um eine Wahrscheinlichkeitsberechnung, eine absolute Gewissheit gibt diese Risikoanalyse nicht. Das Ersttrimester-Screening ist jedoch für die werdenden Eltern nach wie vor eine wichtige Entscheidungshilfe ob zusätzlich eine invasive Diagnostik erfolgen soll oder ob keine weiteren Maßnahmen gewünscht werden.

Die Möglichkeiten der invasiven Eingriffe und der genetischen Diagnostik werden in Kapitel 3. ("Invasive Methoden und genetische Diagnostik") beschrieben. Diese Eingriffe und Untersuchungen dienen dazu Chromosomenstörungen und genetische Erkrankungen sicher erkennen oder ausschließen zu können.

Inzwischen sind auch nichtinvasive pränatale Testverfahren aus mütterlichem Blut durch molekulargenetische Untersuchungen der freien fetalen/plazentaren DNA durchführbar. Sie werden bisher in der Routinediagnostik allerdings nur zur Bestimmung des fetalen Geschlechts, des fetalen Rhesus-Status sowie zum Nachweis der am häufigsten vorkommenden autosomalen und gonosomalen Chromosomenfehlverteilungen (Aneuploidien) eingesetzt. Eine aktuelle Zusammenfassung zu dieser Diagnostik findet sich in Kapitel 4. ("Nichtinvasive molekulargenetische Untersuchungen").

Insgesamt gesehen hat die Pränataldiagnostik in den letzten Jahren eine enorme Entwicklung durchgemacht. Durch die Verbesserung der Ultraschalldiagnostik und durch die Einführung des Ersttrimester-Screenings hat sich in der Zwischenzeit die Anzahl der invasiven pränataldiagnostischen Eingriffe in Deutschland mehr als halbiert. Durch die nichtinvasiven Tests an zellfreier DNA aus mütterlichem Blut wird diese Entwicklung noch weiter forciert, so dass in naher Zukunft invasive Eingriffe immer seltener eingesetzt werden und damit auch die Anzahl der eingriffsbedingten Fehlgeburten immer weiter sinken wird. Andere Möglichkeiten der genetischen Diagnostik wie ein präkonzeptionelles Heterozygoten-Screening, die Präimplantationsdiagnostik und ein genetisches Neugeborenen-Screening werden in Zukunft natürlich auch die Pränataldiagnostik beeinflussen und verändern. Ein Ausblick in die Zukunft findet sich deshalb auch zum Abschluss in Kapitel 5. ("Zukünftige Entwicklungen in der genetischen Diagnostik").

Heute und in der Zukunft ist und bleibt es jedoch sehr wichtig, dass sich die werdenden Eltern vor jeder genetischen Diagnostik bei einem für die genetische Beratung qualifizierten Arzt über alle Möglichkeiten informieren und auch die möglichen Konsequenzen von auffälligen Befunden besprechen und überdenken. Dabei muss auch das wichtige Recht auf Nichtwissen erhalten bleiben.

Berlin, im Juni 2017 *Markus Stumm*

Autoren

Herausgeber

Priv.-Doz. Dr. rer. nat. Markus Stumm
Fachhumangenetiker
Zentrum für Pränataldiagnostik und Humangenetik Kudamm-199
Kurfürstendamm 199
10719 Berlin

Kap. 1., 3., 4., 5.

Autoren

Priv.-Doz. Dr. Michael Entezami
Zentrum für Pränataldiagnostik und Humangenetik Kudamm-199
Kurfürstendamm 199
10719 Berlin

Kap. 2.

Priv.-Doz. Dr. med. Ilka Fuchs
Zentrum für Pränataldiagnostik und Humangenetik Kudamm-199
Kurfürstendamm 199
10719 Berlin

Kap. 2.

Dr. rer. medic. Wera Hofmann
LifeCodexx AG
Line-Eid-Str. 3
78467 Konstanz

Kap. 4.

Dr. rer. medic. Julian Kamhieh-Milz
Charité Universitätsmedizin
Charité Platz 1
10117 Berlin

Kap. 5.

Andreas Straubinger
Rechtsanwalt
Straubinger und Banse Rechtsanwälte Partnerschaftsgesellschaft
Markgrafenstraße 57
10117 Berlin

Kap. 1.

Inhaltsverzeichnis

Rechtliche Regelungen zur Pränataldiagnostik

1. Rechtliche Regelungen zur Pränataldiagnostik

Die Pränataldiagnostik ist ein Bestandteil der **Schwangerenvorsorge**.

> Bei der deutschen Schwangerenvorsorge handelt es sich um ein flächendeckendes standardisiertes Programm zur optimierten Betreuung von Schwangeren. Es umfasst neben der Begleitung und Gesundheitsberatung auch die Prävention und das frühzeitige Erkennen von Erkrankungen und Risiken für Mutter und Kind.

Die Schwangerenvorsorge ist gesetzlich geregelt und durch die Mutterschafts-Richtlinien strukturiert [siehe auch 1]. Zur Vorsorge gehören:

1. Die Information, Aufklärung und Beratung der Schwangeren zu psychosozialen und medizinischen Hilfsmöglichkeiten in der unbelasteten Schwangerschaft.

2. Bei Konfliktschwangerschaften gehören dazu aber auch weiterführende Untersuchungen, inklusive der genetischen Risikoabklärung sowie der nichtinvasiven und invasiven Pränataldiagnostik mit den entsprechenden weiterführenden Untersuchungen.

Die Pränataldiagnostik ist aber auch in weitere gesetzliche Rahmenbedingungen wie

- das Schwangerschaftskonfliktgesetz [2]
- das Patientenrechtegesetz [3] und
- das Gendiagnostikgesetz [4]

eingebettet. Bei der genetischen Diagnostik spielen auch die allgemeinen Vorgaben des Verfassungsrechts, hier insbesondere die Grundrechte sowie die allgemeinen strafrechtlichen Regelungen eine wichtige Rolle.

Dabei müssen vor allem die im Grundgesetz [5] beschriebenen Grundrechte beachtet und ggf. in eine rechtliche Güterabwägung einbezogen werden. Dazu gehören:

1. die Unantastbarkeit der Würde des Menschen

2. das Grundrecht auf Leben und körperliche Unversehrtheit

3. das Persönlichkeitsrecht mit dem Schutz der Intim- und Privatsphäre, dem Recht der informationellen Selbstbestimmung und dem Recht der selbstbestimmten Lebensgestaltung

4. der allgemeine Gleichheitssatz und die Diskriminierungsverbote

5. die Berufsfreiheit und die Wissenschaftsfreiheit

Insgesamt betrachtet sind damit für die praktische Durchführung der pränatalen Diagnostik multipolare Rechtsbeziehungen charakteristisch, die häufig zu schwierigen Abwägungsfragen führen. Der Inhalt der wichtigsten Regelwerke für die Pränataldiagnostik wird nachfolgend dargestellt.

1.1. Mutterschafts-Richtlinien

Nach der Definition im Vorwort der "Mutterschafts-Richtlinien" [6] dienen diese der Sicherung einer nach den Regeln der ärztlichen Kunst und unter Berücksichtigung des allgemeinen anerkannten Standes der medizinischen Erkenntnisse ausreichenden, zweckmäßigen und wirtschaftlichen ärztlichen Betreuung der Versicherten während der Schwangerschaft und nach der Entbindung.

Ziel der gesetzlichen durch die Mutterschafts-Richtlinien strukturierten Schwangerenvorsorge ist die flächendeckende standardisierte und optimierte Betreuung von Schwangeren. In den deutschen Mutterschafts-Richtlinien sind rechtlich bindend die Art und das Ausmaß der Versorgung in der Schwangerschaft und nach der Entbindung geregelt. Die Mutterschafts-Richtlinien werden vom *Gemeinsamen Bundesausschuss* der *Kassenärztlichen Bundesvereinigung* (KBV) und von den Krankenkassen verantwortet.

> Ziel der Mutterschafts-Richtlinien ist es, Risikoschwangerschaften und Risikogeburten früh zu erkennen und die weitere ärztliche Betreuung risikoadaptiert durchzuführen. Dabei sollen nur Maßnahmen angewendet werden, deren diagnostischer und vorbeugender Wert ausreichend gesichert ist.

1.2. Schwangerschafts-konfliktgesetz

Das Gesetz zur Vermeidung und Bewältigung von Schwangerschaftskonflikten (Schwangerschaftskonfliktgesetz) [2] gewährleistet den Anspruch auf umfassende Beratung oder eine spezielle Schwangerschaftskonfliktberatung.

Im Jahre 2009 wurde das Schwangerschaftskonfliktgesetz um eine spezielle Regelung zur Aufklärung und Beratung nach Pränataldiagnostik ergänzt. Dabei wurde eine ärztliche Pflicht zur Beratung der Schwangeren eingeführt, falls sich aufgrund der Pränataldiagnostik dringende Gründe ergeben haben, dass die körperliche und/oder geistige Gesundheit des heranwachsenden Kindes geschädigt ist. Diese Beratungspflicht gilt unabhängig vom Schwangerschaftsalter und unabhängig von der Frage eines anstehenden Schwangerschaftsabbruchs. Die Beratungspflicht betrifft den Arzt, der die Diagnose der Schwangeren mitteilt. Die Beratung muss die medizinischen und psychologischen Aspekte umfassen, die sich aus der Diagnose ergeben. Zusätzlich müssen ggfs. Ärzte anderer Fachgruppen mit diagnoserelevanten Erfahrungen mit einbezogen werden. Die relevanten medizinischen, psychischen und sozialen Fragen sowie die Möglichkeiten zur Unterstützung bei physischen und psychischen Belastungen müssen dabei erörtert werden. Des Weiteren muss über den Anspruch auf eine psychosoziale Beratung durch eine Schwangerschaftskonfliktberatungsstelle informiert werden. Zusätzlich sollen auch Kontaktmöglichkeiten zu weiteren Beratungsstellen, Selbsthilfegruppen und Behindertenverbänden vermittelt werden.

Kernpunkte des Schwangerschaftskonfliktgesetzes

Wesentliche Kernpunkte des Schwangerschaftskonfliktgesetzes sind:

1. Beratung für jede Frau und jeden Mann in Fragen der Sexualaufklärung, Verhütung und Familienplanung sowie in allen eine Schwangerschaft unmittelbar oder mittelbar berührenden Fragen. Mit dem Bundeskinderschutzgesetz wurde im Januar 2012 zudem der Anspruch auf unbedingte anonyme Beratung im Schwangerschaftskonfliktgesetz gesetzlich verankert, der für alle anerkannten Schwangerschaftsberatungsstellen in Deutschland gilt.

2. Anforderungen an eine umfassende Aufklärung, Betreuung und Begleitung der Schwangeren im Vorfeld einer möglichen medizinischen Indikation, insbesondere nach der Eröffnung eines auffälligen pränataldiagnostischen Befunds.

3. Regelungen über Inhalt und Aufgabe der Schwangerschaftskonfliktberatung. Die Teilnahme an einer Schwangerschaftskonfliktberatung ist – neben weiteren Voraussetzungen – für die Straflosigkeit eines Schwangerschaftsabbruchs erforderlich.

4. Regelung des Anspruchs von Frauen auf Übernahme der Kosten für einen straflosen Schwangerschaftsabbruch, wenn ihnen die Aufbringung der Mittel aus wirtschaftlichen Gründen nicht zuzumuten ist.

1.3. Patientenrechtegesetz

Seit dem 26. Februar 2013 gilt das neue Patientenrechtegesetz. Unter dem Titel "Behandlungsvertrag" wurden bislang durch gängige und gefestigte Rechtsprechung anerkannte Grundsätze im Verhältnis des Patienten zu den medizinischen Leistungserbringern normiert und als neue Paragraphen (§§ 630a - 630h) in das Bürgerliche Gesetzbuch eingefügt [7].

Nach Angabe des Bundesministeriums für Justiz und für Verbraucherschutz wurde damit das Ziel verfolgt, den Schutz von Patienten zu verbessern und deren Rechte sichtbar und verständlich zu machen. Das sog. Patientenrechtegesetz regelt die vertragstypischen Pflichten iRd. Behandlungsvertrags unter Verweis auf die allgemeinen dienstvertraglichen Vorschriften und deren Spezialisierung. Insbesondere werden die Informations-, Aufklärungs- und Dokumentationsvorschriften konkretisiert sowie das Recht auf Einsicht in die Behandlungsunterlagen normiert. Unter § 630 h BGB werden im Rahmen der Beweislast gesetzliche Vermutungen aufgestellt. So ist z.B. nun normiert, dass ein Fehler des Behandelnden dann vermutet wird, wenn sich ein allgemeines Behandlungsrisiko verwirklicht hat, das für den Behandelnden voll beherrschbar war und das zur Verletzung des Lebens, des Körpers oder der Gesundheit des Patienten geführt hat.

Durch die strengeren Vorgaben gewinnen dabei vor allem rechtskonforme Praxissysteme und der Datenschutz stark an Bedeutung.

Kernpunkte des Patientenrechtegesetzes

Für die behandelnden Ärzte sind dabei die folgenden Punkte besonders wichtig:

1. Die veränderungsfeste Dokumentation ist Pflicht:

- Der behandelnde Arzt muss eine Patientenakte auf Papier oder in elektronischer Form führen.
- Die Aktendokumentation muss lückenlos und veränderungsfest sein; d.h. nachträglich eingefügte Veränderungen müssen sichtbar sein und die ursprünglichen Daten müssen erhalten bleiben.
- Ein Datenzugriff Dritter ist auszuschließen; dadurch sollen Datenmanipulation, Datenlöschung und Datendiebstahl verhindert werden.
- Die Patientenakten müssen gemäß Gesetzgebung mindestens für 10 Jahre archiviert werden.

2. Der Arzt haftet bei Dokumentationslücken:

- Kommt der Arzt der geforderten Dokumentationspflicht sowie der rechtskonformen Archivierung der Daten nicht nach, kann er in Regress genommen werden.
- Wird eine Maßnahme nicht korrekt dokumentiert, so wird in einem Prozessfall zu Lasten des Behandelnden angenommen, dass die Maßnahme nicht durchgeführt wurde.

3. Bei groben Fehlern kommt es zu einer *Beweislastumkehr*:

- Bei einfachen Behandlungsfehlern gilt weiterhin das Prinzip, dass der Patient den Zusammenhang mit einer eingetretenen Gesundheitsschädigung nachweisen muss.
- Bei groben Behandlungsfehlern hat sich jedoch die Rechtslage grundsätzlich geändert. In dieser Situation muss jetzt der Behandelnde beweisen, dass der Behandlungsfehler nicht ursächlich zu der eingetretenen Gesundheitsschädigung des Patienten geführt hat.

4. Patienten haben ein Recht auf Akteneinsicht:

- Um ihren Rechtsanspruch geltend zu machen, haben Patienten jetzt ein gesetzliches Recht auf Akteneinsicht.
- Jeder Patient darf die ihn betreffende Dokumentation einsehen und eine Kopie davon anfordern.
- Ausdrucke oder Kopien auf Papier sowie Kopien auf elektronische Datenträger dürfen dabei den Patienten als privat-ärztliche Leistung in Rechnung gestellt werden. Kostensätze werden dabei durch das Gesetz nicht vorgegeben, sie sollten sich jedoch an den Kostensätzen des Gerichtskostengesetzes [8] orientieren.

1.4. Gendiagnostikgesetz

Das Gendiagnostikgesetz (GenDG) [4] ist am 01.02.2010 in Kraft getreten. Das GenDG schafft einen Rahmen für mehr Rechtssicherheit in der genetischen Diagnostik und stärkt das Recht auf informationelle Selbstbestimmung des Patienten.

> Ziel des Gendiagnostikgesetzes ist es, die mit der Untersuchung menschlicher genetischer Eigenschaften verbundenen möglichen Gefahren und genetische Diskriminierung zu verhindern und gleichzeitig die Chancen des Einsatzes genetischer Untersuchungen für den Einzelnen zu wahren. Zu den Grundprinzipien des Gesetzes zählt das Recht des Einzelnen auf informationelle Selbstbestimmung. Dazu gehören sowohl das Recht, die eigenen genetischen Befunde zu kennen (Recht auf Wissen) als auch das Recht, diese nicht zu kennen (Recht auf Nichtwissen).

Das GenDG bestimmt auch die Voraussetzungen für genetische Untersuchungen und im Rahmen genetischer Untersuchungen durchgeführte genetische Analysen sowie die Verwendung genetischer Proben und Daten.

Das GenDG gilt für genetische Untersuchungen bei geborenen Menschen sowie bei Embryonen und Föten während der Schwangerschaft. Das GenDG erfasst dabei auch genetische Untersuchungen, die vorgeburtliche Diagnostik menschlicher genetischer Eigenschaften mittels genetischer Analysen ermöglichen. Das GenDG schließt aber auch die vorgeburtliche Risikoabklärung mit ein. Im Sinne dieses Gesetzes ist eine genetische Analyse eine auf die Feststellung genetischer Eigenschaften gerichtete Analyse. Die Untersuchung der Zahl und der Struktur der Chromosomen (zytogenetische Analyse), der molekularen Struktur der Desoxyribonukleinsäure oder der Ribonukleinsäure (molekulargenetische Analyse) oder der Produkte der Nukleinsäuren (Genproduktanalyse) fallen darunter. Eine vorgeburtliche Risikoabklärung ist dagegen eine Untersuchung des Embryos oder des Föten, mit der nur die Wahrscheinlichkeit für das Vorliegen bestimmter genetischer Eigenschaften mit Bedeutung für eine Erkrankung oder gesundheitliche Störung des Embryos oder des Föten ermittelt werden soll.

Eine diagnostische genetische Untersuchung hat dabei folgende Ziele:

a) Die Abklärung einer bereits bestehenden Erkrankung oder gesundheitlichen Störung.

b) Die Abklärung, ob genetische Eigenschaften vorliegen, die zusammen mit der Einwirkung bestimmter äußerer Faktoren oder Fremdstoffe eine Erkrankung oder gesundheitliche Störung auslösen können.

c) Die Abklärung, ob genetische Eigenschaften vorliegen, die die Wirkung eines Arzneimittels beeinflussen können, oder

d) Die Abklärung, ob genetische Eigenschaften vorliegen, die den Eintritt einer möglichen Erkrankung oder gesundheitlichen Störung ganz oder teilweise verhindern können.

Kernpunkte des Gendiagnostikgesetzes

Bedingt durch das Gendiagnostikgesetz sind folgende 20 Punkte für den Praxisalltag in der Pränataldiagnostik wichtig geworden:

1. Als genetische Untersuchungen im Sinne des GenDG gelten die pränatalen Eingriffe Chorionzottenbiopsie, Amniozentese, Fetalblutentnahme mit darauf folgenden zytogenetischen Analysen, molekulargenetischen Analysen inklusive der nichtinvasiven pränatalen Tests und Diagnostik von zellfreier fetaler DNA aus mütterlichem Blut (NIPT/NIPD) und/oder biochemischen Analysen.

2. Die gewonnenen Proben müssen nach Abschluss der genetischen Untersuchung vernichtet werden und stehen dann für weitere Untersuchungen nicht mehr zur Verfügung. Ausnahmeregelungen müssen vom Patienten schriftlich bestätigt werden.

3. Die Ergebnisse genetischer Untersuchungen müssen zehn Jahre aufbewahrt werden und sind danach unverzüglich zu vernichten. Ausnahmeregelungen müssen vom Patienten schriftlich bestätigt werden.

4. Genetische Untersuchungen und Analysen zu Forschungszwecken fallen explizit nicht unter das GenDG.

5. Genetische Untersuchungen und Analysen an Abortgewebe fallen ebenfalls nicht unter das GenDG.

6. Eine genetische Untersuchung, Analyse oder Probenentnahme darf nur dann durchgeführt werden, wenn der Patient ausdrücklich und schriftlich seine Einwilligung erklärt hat. Die schriftliche Einwilligungserklärung muss dem durchführenden genetischen Labor für alle gewünschten genetischen Untersuchungen vorliegen.

7. Der Patient ist darüber zu informieren, dass er seine Einwilligung jederzeit schriftlich oder auch mündlich widerrufen kann.

8. Ergebnisse einer genetischen Untersuchung dürfen nur der betreffenden Person und nur durch die ärztliche Person, die die Untersuchung veranlasst (= verantwortlicher Arzt) hat oder die genetische Beratung durchgeführt hat, mitgeteilt werden. Eine Mitteilung des Ergebnisses durch das ausführende Labor ist nicht mehr möglich.

9. Befunde an andere involvierte Ärzte darf nur noch die verantwortliche ärztliche Person und auch nur mit schriftlicher Einwilligung der Patienten versenden.

10. Bei auffälligen Untersuchungsergebnissen muss der veranlassende Arzt eine genetische Beratung anbieten.

11. Basisultraschalluntersuchungen entsprechend den Mutterschaftsrichtlinien fallen nicht unter das GenDG.

12. Nichtinvasive Maßnahmen der vorgeburtlichen Risikoabklärungen (NT-Messung, Serum-Screening) sowie die Untersuchungen an zellfreier fetaler/plazentarer DNA aus mütterlichem Blut gelten als genetische Untersuchungen, ebenso die vorgeburtliche phänotypische Merkmalsfindung eines genetisch bedingten Syndroms, d.h. die "weiterführende Ultraschalluntersuchung" ("Feindiagnostik"), also die gezielte Untersuchung nach fetalen Fehlbildungen mittels Ultraschall.

13. Genetische Untersuchungen zu medizinischen Zwecken dürfen nur von einem Arzt durchgeführt werden.

14. Vorgeburtliche Untersuchungen dürfen nur zu medizinischen Zwecken durchgeführt werden.

15. Das Geschlecht der Feten darf erst nach Ablauf der 12. SSW *post conceptionem* mitgeteilt werden.

16. Vor jeder genetischen Untersuchung hat der/die verantwortliche Arzt/Ärztin die zu untersuchende Person über Wesen, Bedeutung und Tragweite der genetischen Untersuchung ausreichend aufzuklären und den Inhalt der Aufklärung zu dokumentieren. Die Aufklärung umfasst Zweck, Art, Umfang und Aussagekraft der Untersuchung, deren Bedeutung für eine Erkrankung oder Störung, als auch die Möglichkeiten, diese zu vermeiden, vorzubeugen oder zu behandeln. Ferner ist auf die Risiken, insbesondere bei vorgeburtlichen Untersuchungen einzugehen. Weiterhin muss die zu untersuchende Person auf ihr "Recht auf Nichtwissen" und ihr Recht auf Widerruf ihrer Einwilligung hingewiesen werden.

17. Bis zur Entscheidung über die Einwilligung muss eine angemessene Bedenkzeit zur Verfügung stehen.

18. Spätmanifestierende genetische Erkrankungen, die nach dem allgemein anerkannten Stand der Wissenschaft erst nach dem 18. Lebensjahr auftreten, dürfen pränatal nicht untersucht werden.

19. Vor einer vorgeburtlichen Untersuchung und nach Vorliegen der Untersuchungsergebnisse ist die Schwangere genetisch zu beraten und darüber hinaus auf ihren Beratungsanspruch nach Schwangerschaftskonfliktgesetz hinzuweisen.

20. Im Zusammenhang mit invasiven oder nichtinvasiven Untersuchungen kann auch die Frage nach einer genetischen Anlagenträgerdiagnostik bei den (einem) Eltern(teil) auftreten (z.B. echogener Darm beim Fetus/Anlagenträgerdiagnostik bezüglich Zystischer Fibrose). Diese Untersuchung ist als prädiktiv eingeordnet, verbunden mit den hohen Anforderungen an Beratung und Einwilligung.

Eine kurze Zusammenfassung der wichtigsten Punkte findet sich in der Infobox GenDG.

Infobox GenDG

1. Die Patienten müssen vor der genetischen Untersuchung (einschließlich Serum- und NT-Screening) über Zweck, Art, Umfang und Aussagekraft der Untersuchung aufgeklärt werden.
2. Die Aufklärung kann durch Ärzte/Ärztinnen jeder Fachrichtung erfolgen. Ausnahme sind prädiktive und vorgeburtliche Untersuchungen. Hier muss ab dem 01.02.2012 eine genetische Beratung durch einen dafür qualifizierten Arzt durchgeführt werden. Wünscht der Patient ausdrücklich keine genetische Beratung (nur Ausnahmefälle!) muss der Verzicht ebenfalls schriftlich dokumentiert werden.
3. Die Gesprächsinhalte jeder Aufklärung und Beratung müssen dokumentiert werden. (Dokumentationspflicht!)
4. Die Patienten müssen in die Untersuchung rechtswirksam d.h. schriftlich eingewilligt haben.
5. Liegt dem genetischen Labor keine vom Patienten unterschriebene Einwilligungserklärung vor, dann darf die Untersuchung nicht durchgeführt werden.

1.5. Präimplantationsdiagnostik und Embryonenschutzgesetz

Betrachtet man die Präimplantationsdiagnostik (PID) im weiteren Sinne als vorgezogene pränatale Diagnostik, dann ist sie ebenfalls ein Bestandteil der Schwangerenvorsorge.

Die PID regelnde Rechtsverordnung zum Embryonenschutzgesetz [9,10] ist am 01.02.2014 in Kraft getreten. Das Gesetz erlaubt im Rahmen der Herbeiführung einer Schwangerschaft die genetische Untersuchung von embyonalen Zellen unter folgenden Voraussetzungen:

1. Wenn aufgrund einer genetischen Disposition der Frau und/oder des Mannes für deren Nachkommen ein hohes Risiko für eine schwerwiegende Erbkrankheit besteht.

2. Zur Feststellung einer schwerwiegenden Schädigung des Embryos, die mit hoher Wahrscheinlichkeit zu einer Tot-oder Fehlgeburt führen würde.

Das Gesetz regelt außerdem die Aufklärung der Frau und die Qualitätsanforderungen für die Zulassung der PID-Zentren.

Die PID darf durchgeführt werden, nachdem eine Ethikkommission die Einhaltung dieser Voraussetzungen geprüft und eine zustimmende Bewertung abgegeben hat.

Es existieren aber keine Regelungen zur Auswahlentscheidung und zum Umgang mit den Embryonen, nachdem eine PID durchgeführt wurde. Die Frau selbst kann entscheiden, ob und welche Embryonen sie sich nach einer PID transferieren lässt.

1.6. Literatur

1. Vetter K und Goeckenjan M. Schwangerenvorsorge in Deutschland. Bundesgesundheitsblatt 2013, 56: 1679-1685

2. Schwangerschaftskonfliktgesetz:
http://www.gesetze-im-internet.de/beratungsg/

3. Patientenrechtegesetz:
http://www.bundesaerztekammer.de/downloads/Patientenrechtegesetz_BGBl.pdf

4. Gendiagnostikgesetz:
http://www.gesetze-im-internet.de/gendg/

5. Grundgesetz:
http://www.gesetze-im-internet.de/gg/

6. Mutterschaftsrichtlinien:
https://www.g-ba.de/informationen/richtlinien/19/

7. Bürgerliches Gesetzbuch (BGB):
http://www.gesetze-im-internet.de/bgb/

8. Gerichtskostengesetz:
http://www.gesetze-im-internet.de/gkg_2004/

9. Embryonenschutzgesetz:
http://www.gesetze-im-internet.de/eschg/

10. Rechtsverordnung zum Embryonenschutzgesetz
http://www.bgbl.de/banzxaver/bgbl/start.xav?startbk=Bundesanzeiger_BGBl&bk=Bundesanzeiger_BGBl&start=//*%255B@attr_id=%2527bgbl113s0323.pdf%2527%255D#__bgbl__%2F%2F*%5B%40attr_id%3D%27bgbl113s0323.pdf%27%5D__1420401895461

Ultraschalldiagnostik

2. Ultraschalldiagnostik

2.1. Einleitung

Bereits in den 70er Jahren des 20. Jahrhunderts hielt die Ultraschalldiagnostik Einzug in die Schwangerenvorsorge. Ziel der sonographischen Diagnostik waren damals vornehmlich die richtige Datierung des Schwangerschaftsalters und ein korrektes Erkennen von Mehrlingsschwangerschaften. Schon Ende der siebziger Jahre hat Deutschland als erstes Land der Welt die Ultraschalluntersuchung als Routinediagnostik in die Mutterschaftsrichtlinien aufgenommen. Zu diesem Zeitpunkt erhielt jede Schwangere bei normalem Schwangerschaftsverlauf zwei Ultraschalluntersuchungen (16.-20. SSW und 32.-36. SSW). Die Fehlbildungsdiagnostik spielte damals nur eine untergeordnete Rolle, als Mindeststandard wurde lediglich die Erkennung des Anenzephalus gefordert. Fehlbildungen wurden, wenn überhaupt, pränatal meist erst im späten zweiten oder dritten Trimenon erkannt. In den folgenden zwei Jahrzehnten rückte zunehmend die Fehlbildungsdiagnostik in den Vordergrund. Daher wurden 1995 drei Ultraschalluntersuchungen mit unterschiedlichen Zielsetzungen eingeführt, das "10/20/30-Schwangerschaftswochen-Konzept", welches detailliert im Kapitel 2.2. zu den Mutterschaftsrichtlinien [1] beschrieben wird.

Parallel zu dieser Entwicklung zeichnete sich schon früh ab, dass das Erkennen von Fehlbildungen erheblich vom Kenntnisstand der Untersucher und von der Geräteausstattung abhängig ist. Daher wurde Anfang der 80er Jahre das **Drei-Stufen-Konzept** der *Deutschen Gesellschaft für Ultraschall in der Medizin* (DEGUM) [2] eingeführt, welches der unterschiedlichen Qualifikation der Untersucher Rechnung tragen sollte und noch heute Gültigkeit hat:

DEGUM-Stufe I

In die DEGUM-Stufe I fallen die primär versorgenden Frauenärztinnen und Frauenärzte, welche die Grundversorgung der gynäkologischen Patientin und der Schwangeren sicherstellen. In der Schwangerschaft stehen dabei die Datierung, die Mehrlingsdiagnostik und die Biometrie im Vordergrund. Die drei Basis-Screening-Untersuchungen nach den Mutterschaftsrichtlinien müssen erbracht werden. Fetale Fehlbildungen müssen lediglich im Sinne einer Basisdiagnostik als Abweichung von der Norm erkannt werden, um anschließend die betroffenen Schwangeren an Fachärzte der DEGUM-II oder -III-Stufe zur weiteren Abklärung überweisen zu können. Eine differenzierte Fehlbildungsdiagnostik ("Feindiagnostik") des Feten gehört nicht zu den Basisanforderungen.

DEGUM-Stufe II

Die DEGUM-Stufe II erfordert die Qualifikation zur differenzierten Fehlbildungsdiagnostik. Sie beinhaltet die Nachweispflicht von mindestens 30 selbst erkannten Fehlbildungen nach mindestens 3 Jahren Stufe I-Erfahrung. Alle 6 Jahre wird eine Re-Zertifizierung mit dem Nachweis einer weiterbestehenden praktischen Tätigkeit im Bereich der Pränataldiagnostik erforderlich.

DEGUM-Stufe III

Die DEGUM-Stufe III ist die höchste Qualifikationsstufe der Pränataldiagnostik bzw. der gynäkologischen Sonographie die zusätzlich eine wissenschaftliche Tätigkeit in diesem Bereich mit Forschung (Habilitation) und Lehre erfordert.

2.2. Das sonographische Basis-Screening nach den Mutterschaftsrichtlinien

10/20/30-Schwangerschaftswochen-Konzept

Zielsetzungen

► I. Screening (8+0 – 11+6 SSW)

- Nachweis einer intakten Fruchtanlage. Ungefähr 15 % aller Schwangerschaften enden als Fehlgeburt (Frühabort) im ersten Drittel der Schwangerschaft
- Größenbestimmung des Embryos anhand der Scheitel-Steiß-Länge

Durch das gleichförmige Wachstum des Embryos kann anhand einer akkuraten Messung der Scheitel-Steiß-Länge im ersten Trimenon das Alter der Schwangerschaft und damit der errechnete Entbindungstermin überprüft werden. Dies ist die Voraussetzung für die Diagnose späterer Wachstumsauffälligkeiten des Feten (Retardierung, Makrosomie) und für eine optimale Betreuung bei Terminüberschreitung und bei Frühgeburtlichkeit.

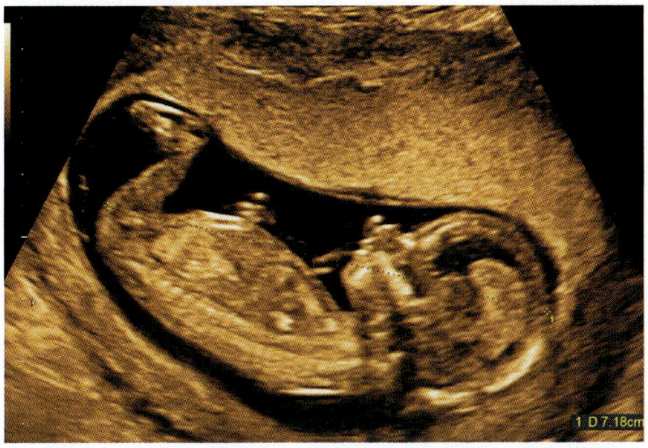

Abb. 2.1: Messung der Scheitel-Steiss-Länge zur Kontrolle des Gestationsalters, hier mit 12+6 SSW schon eher etwas spät, da die fetale Haltung/Flexion mit zunehmender SSW einen größeren Einfluss auf das Messergebnis hat (optimal 8+0 bis 11+0 SSW).

- Diagnose von Mehrlingsschwangerschaften mit Beurteilung der Eihautverhältnisse, die technisch im ersten Trimenon am besten gelingt, weil das Chorion frondosum noch nicht atrophiert ist und dichoriale Gemini eine wesentliche dickere Grenzschicht aufweisen als monochoriale Gemini.

Dizygote Zwillinge sind immer dichorial-diamniot. Monozygote Zwillinge sind in einem Drittel der Fälle ebenfalls dichorial-diamniot (und normalerweise gleichgeschlechtlich), in zwei Drittel der Fälle monochorial-diamniot (ca. 10-15 % Risiko des fetofetalen Transfusionssyndroms) und in ca. 1 % monochorial-monoamniot. Monochoriale Gemini sollten frühzeitig erkannt und einer intensivierten Schwangerschaftsvorsorge (14-tägige Sonokontrollen bei unkompliziertem Verlauf) zugeführt werden.

- Überweisung zu einem spezialisierten Untersucher (DEGUM-Stufe II/III) bei Auffälligkeiten

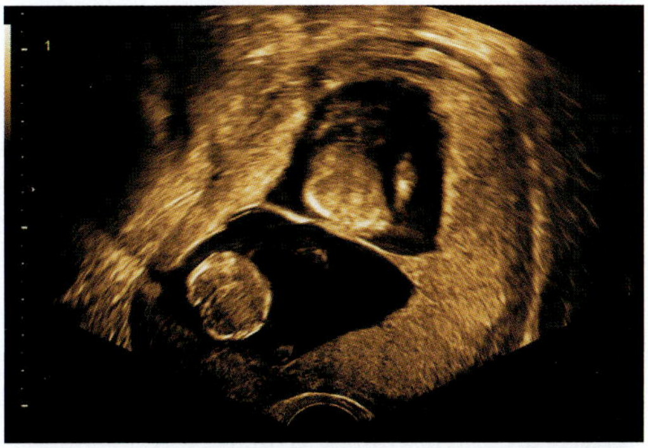

a

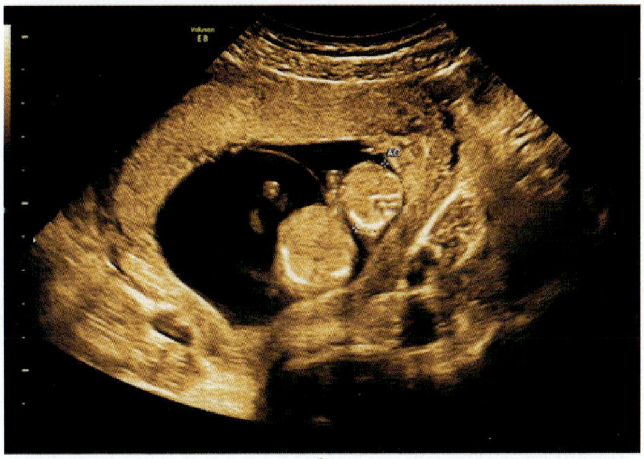

b

Abb. 2.2a+b: Chorionizität bei Mehrlingen. **a:** Dichorial-diamniote Gemini mit wandstarker Trennwand und „Lambda-Zeichen", eine Ausziehung der Plazenta in die Trennwand. **b:** Monochorial-diamniote Gemini mit dünner Trennwand, welche ohne Plazentaausziehung in Form eines „T" an der Plazenta inseriert („T-Zeichen").

II. Screening (18+0 - 21+6 SSW)

- Beurteilung des fetalen Wachstums
- Kontrolle des Plazentasitzes
- Erkennen struktureller Entwicklungsstörungen als Abweichungen von der Norm
- Überweisung zu einem spezialisierten Untersucher (Stufe II/III) bei Auffälligkeiten

Diese zweite Screeninguntersuchung wurde 2013 grundlegend umstrukturiert (sog. IIB-Screening): Die Schwangere hat nun die Wahl, ob sie im zweiten Screening lediglich eine Größenbestimmung des Feten wünscht oder eine “kleine” Fehlbildungsdiagnostik durch ihre(n) Frauenärztin/Frauenarzt. Eine entsprechende Aufklärung hat vor der Untersuchung mithilfe eines Informa-

Anforderungen IIB-Screening	
Einlingsschwangerschaft	ja – nein
Herzaktion	ja – nein
Biometrie II	
Biparietaler Durchmesser (BPD)	
Fronto-okzipitaler Durchmesser (FOD) oder: Kopfumfang (KU)	
Abdomen/Thorax-quer-Durchmesser (ATD)	
Abdomen/Thorax-a. p.-Durchmesser (APD) oder: Abdomen/Thorax-Umfang (AU)	
Messung einer Femurlänge (FL)	
Zeitgerechte Entwicklung	ja – nein – kontrollbedürftig
Hinweiszeichen für Entwicklungsstörungen hinsichtlich	
Fruchtwassermenge	ja – nein – kontrollbedürftig
Körperlicher Entwicklung	ja – nein – kontrollbedürftig
Plazentalokalisation und -struktur	normal – kontrollbedürftig
Weiterführende Untersuchung veranlasst	ja – nein
Bilddokumentation von insgesamt vier der in Biometrie II genannten Maße sowie auffälliger und/ oder kontrollbedürftiger Befunde.	
Kopf	
Ventrikelauffälligkeiten	ja – nein
Auffälligkeiten der Kopfform	ja – nein
Darstellbarkeit des Kleinhirns	ja – nein
Hals und Rücken	
Unregelmäßigkeit der dorsalen Hautkontur	ja – nein
Thorax	
Auffällige Herz/Thorax-Relation (Blickdiagnose)	ja – nein
Linksseitige Herzposition	ja – nein
Persistierende Arrhythmie im Untersuchungszeitraum	ja – nein
Darstellbarkeit des Vier-Kammer-Blicks	ja – nein
Rumpf	
Konturunterbrechung an der vorderen Bauchwand	ja – nein
Darstellbarkeit des Magens im linken Oberbauch	ja – nein
Darstellbarkeit der Harnblase	ja – nein
Bilddokumentation der Auffälligkeiten	

Tab. 2.1: Inhalte des II. Screenings (18+0 - 21+6 SSW, sogenanntes IIB-Screening).

tionsblattes, das vom IQWiG (*Institut für Qualität und Wirtschaftlichkeit im Gesundheitswesen*, dieses steht dem *Gemeinsamen Bundesausschuss der Ärzte und Krankenkassen* beratend zur Seite) erarbeitet wurde, zu erfolgen und soll dem Recht auf Nicht-Wissen Rechnung tragen [3].

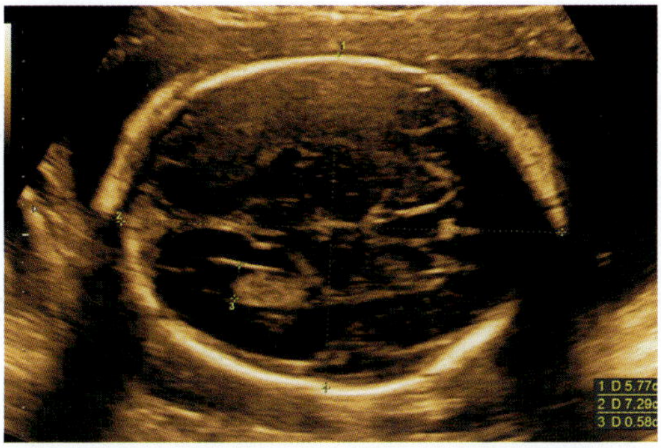

Abb. 2.3: Biometrie des Kopfes und Beurteilung des Hirnseitenventrikels. Die Darstellung des Hirnseitenventrikels (Hinterhorn) wird beim IIB-Screening gefordert.

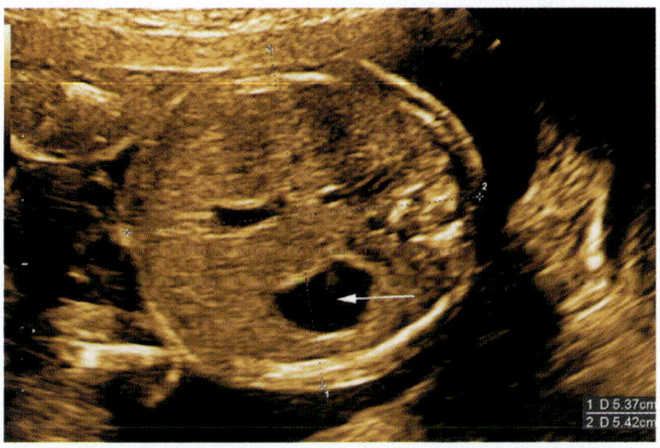

Abb. 2.4: Biometrie des Abdomens mit Darstellung des Magens (Pfeil). Die Vena umbilicalis sollte nur im mittleren Anteil sichtbar sein, das es sich sonst um einen Schrägschnitt handelt und darum der anteriorposteriore Durchmesser des Abdomens fälschlicherweise zu groß gemessen wird.

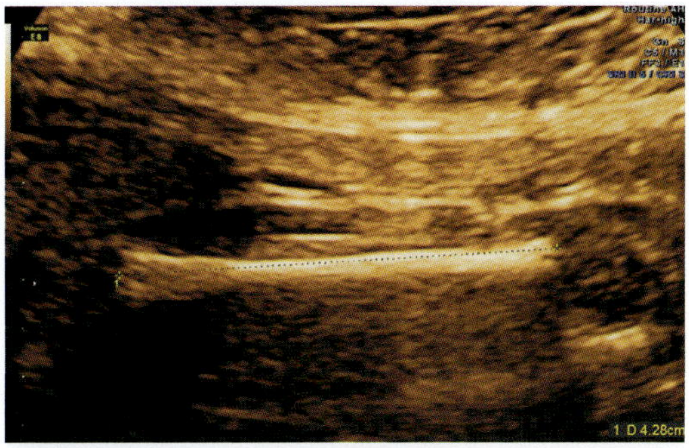

Abb. 2.5: Femurlängenmessung.

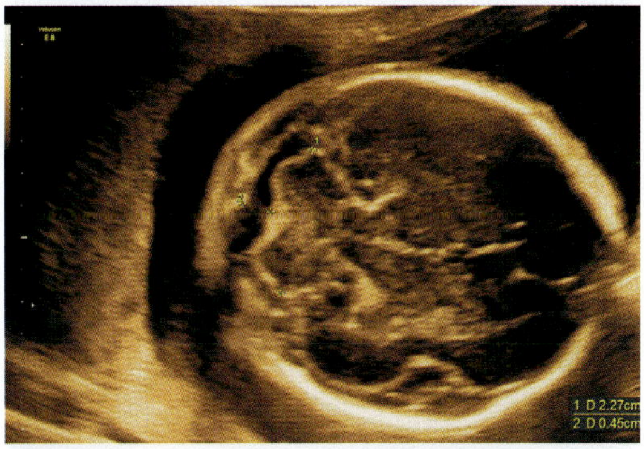

Abb. 2.6: Darstellung des normalen Kleinhirns, hier auch mit der Zisterna magna, die bei einem Neuralrohrdefekt zumeist zu klein oder nicht darstellbar ist.

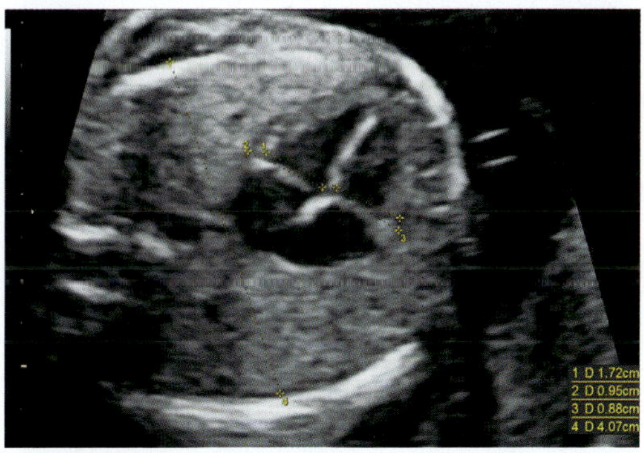

Abb. 2.7: Thoraxquerschnitt mit Vierkammerblick des Herzens. Das Herz sollte ein Drittel der Thoraxfläche einnehmen, die Herzspitze nach links weisen und auf derselben Seite wie der fetale Magen liegen. Kammern und Vorhöfe sind jeweils etwa gleich groß, die linke Herzkammer bildet die Herzspitze.

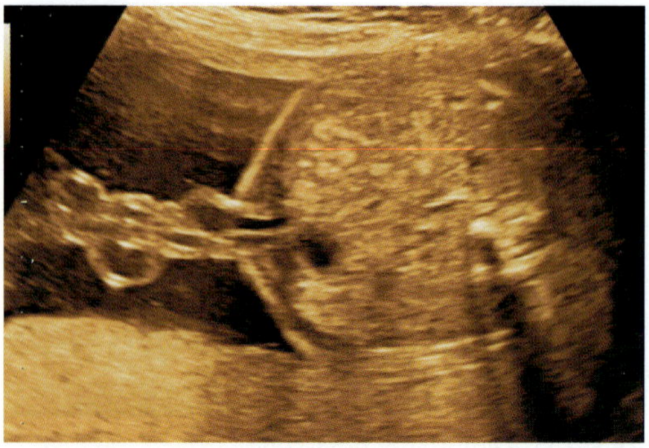

Abb. 2.8: Darstellung der Bauchwand des Feten mit Nabelschnuransatz. Diese Darstellung schließt eine Omphalozele oder Gastroschisis aus.

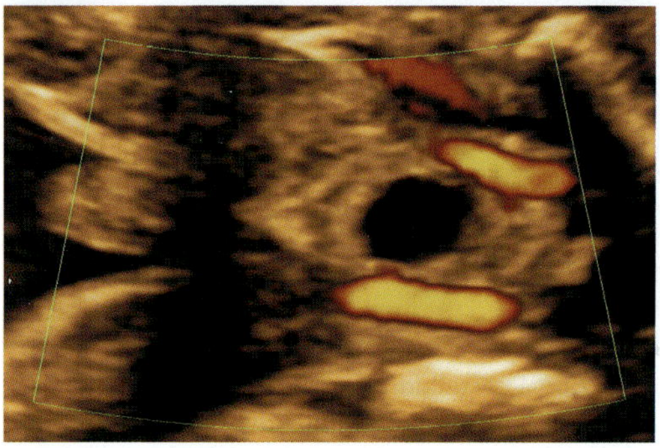

Abb. 2.9: Darstellung der fetalen Harnblase von kaudal mit den beiden Nabelarterien paravesikal.

Diese "kleine" Feindiagnostik ist nicht mit der "weiterführenden Fehlbildungsdiagnostik" (☞ unten) durch Stufe II/III- Spezialisten für Pränataldiagnostik gleichzusetzen. Auch beim IIB-Screening ist bei Auffälligkeiten oder besonderen Risiken die Überweisung zu Stufe II/III-Spezialisten vorgesehen. Positiv ist zu bemerken, dass durch die Einführung des IIB-Screenings die Fehlbildungsdiagnostik ein Teil der Basisdiagnostik jeder Schwangeren geworden ist und diese nunmehr einen Anspruch auf eine "kleine" Fehlbildungsdiagnostik hat, wenn sie dies wünscht. Dass dies vorher nicht der Fall war, dürfte den meisten Schwangeren nicht klar gewesen sein. Dem 2010 eingeführten Gendiagnostikgesetz (☞ Kap. 1) wird insofern Rechnung getragen, als es sich bei der "kleinen" Fehlbildungsdiagnostik ausdrücklich *nicht* um eine Untersuchung im Sinne des Gendiagnostikgesetzes handeln soll (was weiterreichende Aufklärungs- und Zustimmungspflichten vor der Untersuchung mit sich bringt). Die weiterführende Fehlbildungsdiagnostik durch DEGUM II/III-Untersucher fällt in jedem Fall unter die Aufklärungspflichten des Gendiagnostikgesetzes. Dass es in der Praxis natürlich auch bei der "kleinen" Fehlbildungsdiagnostik jederzeit zu Diagnosen kommen kann, die sehr wohl genetische Erkrankungen berühren, steht auf einem anderen Blatt.

► III. Screening (28+0 – 31+6 SSW)

- Beurteilung
  - des fetalen Wachstums (Biometrie)
  - der Fruchtwassermenge
  - des Plazentasitzes und
  - der Plazentastruktur und
  - der körperlichen Entwicklung

  mit ggf. Überweisung zu Stufe II/III-Experten

Ziel ist die Erkennung fetaler Wachstumsstörungen wie Makrosomie bei Gestationsdiabetes oder Retardierung bei Plazentainsuffizienz. Daraus ergibt sich eine intensivierte Schwangerschaftsüberwachung mit rechtzeitiger Entbindung gefährdeter Feten. Die Diagnose fetaler Fehlbildungen ist nachrangig, obwohl es typische Fehlbildungen gibt, die häufig erst im dritten Trimenon erkannt werden (können). Dies sind zum einen Fehlbildungen, deren Entstehungszeitpunkt zwar in der Embryonalphase liegt, die aber erst im späteren Schwangerschaftsverlauf auffällig werden wie gastrointestinale Stenosen (z.B. Duodenalatresie) oder kleinere Zwerchfelldefekte, zum anderen erworbene Fehlbildungen, z.B. eine Erweiterung der Hirnseitenventrikel durch Infektionen.

2.3. Die weiterführenden Ultraschalluntersuchungen (Stufe II/III)

Die weiterführenden Ultraschalluntersuchungen werden bis auf die reine Nackentransparenzmessung von höher qualifizierten Untersuchern (Stufe II/III) durchgeführt. Früher war die "Feindiagnostik" im zweiten Trimenon der Schwangerschaft die entscheidende weiterführende Ultraschalluntersuchung mit dem Ziel der differenzierten Diagnostik fetaler Fehlbildungen. Durch die gestiegene Erfahrung der Untersucher, die wissenschaftliche Weiterentwicklung und nicht zuletzt durch die Entwicklung hochauflösender Ultraschallgeräte verschiebt sich der Zeitpunkt der weiterführenden Pränataldiagnostik zunehmend in das erste Trimenon und die Bedeutung des Zweittrimester-Screenings nimmt im Vergleich dazu ab. Trotzdem bleibt die weiterführende Fehlbildungsdiagnostik um die 22. SSW weiterhin der Goldstandard der pränatalen Ultraschalldiagnostik.

2.3.1. Das Ersttrimester-Screening (11+0 - 13+6 SSW)

Ziele des Ersttrimester-Screenings sind zum einen eine individuelle Einschätzung des Risikos für eine fetale Chromosomenstörung ("NT-Screening", kombiniertes Screening, Stufe I-III), zum anderen ein früher Ausschluss schwerer struktureller Fehlbildungen des Feten (Stufe II/III).

Das Nackentransparenz (NT)-Screening als Entscheidungshilfe für oder gegen eine weiterführende genetische Diagnostik ("Chromosomenschall")

Mit der Einführung der invasiven Pränataldiagnostik (Amniozentese; ☞ Kap. 3.3.) in der 70er Jahren des letzten Jahrhunderts erfolgte die Einschätzung des Risikos einer Schwangeren für eine fetale Chromosomenstörung im wesentlichen auf Basis des maternalen Alters (Altersindikation: mütterliches Alter am voraussichtlichen Geburtstermin 35 Jahre oder älter).

Allen Schwangeren ab einem mütterlichen Alter von 35 Jahren zum voraussichtlichen Geburtstermin wurde als diagnostischer Test eine invasive Pränataldiagnostik, zumeist durch Amniozentese (ab der 16./17. SSW; ☞ Kap. 3.3.), ab Ende der 80er Jahre alternativ eine Chorionzottenbiopsie (ab der 11./12.SSW; ☞ Kap. 3.2.) angeboten. Diese invasiven Eingriffe gehen mit einem Abortrisiko von 0,1-2 % einher. Dieses Screeningprinzip hatte keine überzeugende Sensitivität: Zum Zeitpunkt der Einführung des Screenings nach Altersindikation waren 5 % der Schwangeren 35 Jahre oder älter und in dieser Gruppe fanden sich nur 30 % aller Feten mit Trisomie 21. Aufgrund des steigenden Alters der Schwangeren sind heute mehr als 20 % der Schwangeren am errechneten Geburtstermin ≥35 Jahre alt und erwarten ca. 50 % der Feten mit Trisomie 21 [4].

Heute beurteilt man das individuelle Risiko der Schwangeren für eine fetale Chromosomenstörung mit Hilfe des sog. "kombinierten Screenings" (www.fetalmedicinefoundation.com).

Dabei wird zuerst das Basisrisiko der Schwangeren anhand folgender Faktoren ermittelt:

- das *maternale Alter*, da bekanntlich mit steigendem maternalen Alter der Schwangeren das Risiko der meisten, wenn auch nicht aller Chromosomenstörungen zunimmt
- die *Anamnese*, da bei vorangegangener Geburt eines Kindes mit einer Chromosomenstörung das Risiko für eine Aneuploidie ansteigt und
- das *Gestationsalter bei der Untersuchung*, da aufgrund der natürlichen Abortrate vieler Chromosomenstörungen mit steigendem Gestationsalter das Risiko einer Aneuploidie sinkt

Dieses Basisrisiko wird durch die sonographische Untersuchung fetaler Entwicklungsparameter

- Nackentransparenz
- Nasenbein
- Ductus venosus-Blutfluss
- Trikuspidalinsuffizienz u.a.

sowie

- maternaler Serummarker (PAPP-A, freies beta-HCG)

modifiziert

▶ Die fetale Nackentransparenzmessung

Der wichtigste sonographische Parameter zur Bestimmung des individuellen Risikos für Aneuploidien und auch für zahlreiche Fehlbildungen ist die fetale Nackentransparenz.

Dabei wird bei einer Scheitel-Steiß-Länge zwischen 45-84 mm die Dicke des echofreien Bereiches (physiologische subcutane Flüssigkeit in dieser Entwicklungsphase) im Bereich des fetalen Nackens unter standardisierten Bedingungen gemessen.

Mit zunehmender Flüssigkeitsansammlung im Bereich des fetalen Nackens steigt das Risiko für eine Chromosomenstörung und Fehlbildungen wie z.B. angeborene Herzfehler an. Auch syndromale Erkrankungen oder Infektionen gehen häufig mit einer erhöhten Nackendicke einher.

Unabhängig von der Ursache verschiebt sich in Abhängigkeit der Dicke der Nackentransparenz das Basisrisiko der Schwangeren für eine fetale Aneuploidie in den Bereich eines höheren oder geringeren Risikos, ohne per se eine Diagnose zu erlauben (verdickter Nacken = erhöhtes Risiko, schlanker Nacken = geringeres Risiko).

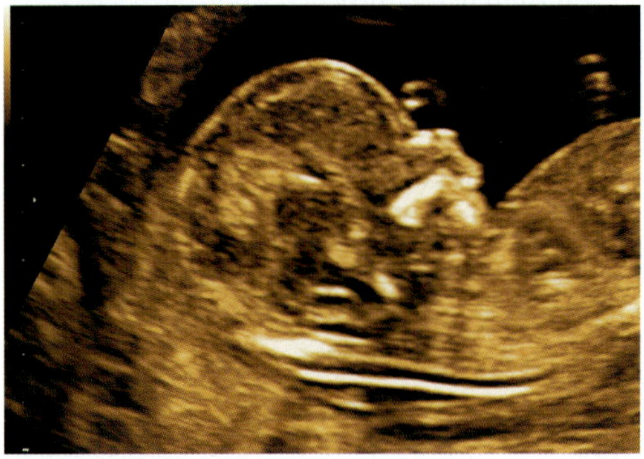

Abb. 2.10: Darstellung von Nackentransparenz, Nasenbein und viertem Hirnventrikel. Sagittalschnitt, die korrekte Schnittebene ist entscheidend für die richtige Darstellung und Messung dieser Strukturen.

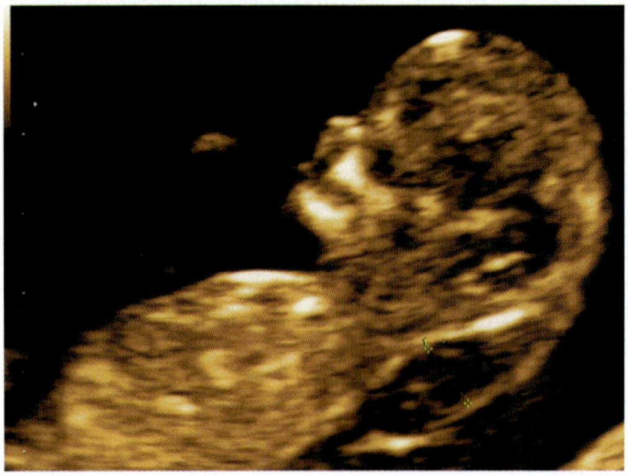

Abb. 2.11: Nackenödem, in diesem Fall Verdickung der Nackentransparenz >95er Perzentile.

▶ Die maternale Serum-Biochemie

Zusätzlich zu der sonographischen Nackendickemessung werden beim kombinierten Screening zwei Serumproteine im Blut der Mutter analysiert:

- das Plazenta-assoziierte Plasmaprotein A (PAPP-A) und
- das freie beta-HCG

Bei beiden Proteinen vergleicht man die Abweichung der Serumkonzentration der jeweilig untersuchten Schwangerschaft von dem erwarteten Wert einer Normalschwangerschaft, ausgedrückt in MOM-Werten (*Multiples of the Median*) bezogen auf die Größe des Feten (SSL). Bei Aneuploidien weichen beide Proteine in typischer Weise vom Normalbereich ab.

Bei Trisomie 21 etwa ist

- der PAPP-A-Wert typischerweise auf ca. 0,5 MOM der medianen Serumkonzentration einer Schwangeren mit euploidem Feten *erniedrigt* und
- der beta-HCG-Wert auf ca. 2,0 MOM *erhöht*

Die Sensitivität der Biochemie ist in der 10./11. SSW deutlich höher als in der 13./14. SSW, weshalb es sinnvoll ist, die Blutabnahme in der 10./11. SSW durchzuführen und die sonographische Untersuchung später (13. SSW) anzuschließen [10].

Voraussetzung für verlässliche Ergebnisse ist die Korrektur von Einflussfaktoren wie mütterliches Gewicht, Raucherstatus, die Art der Konzeption (IVF/ICSI) und ethnischer Herkunft der Schwangeren. Durch das kombinierte Screening werden heute Detektionsraten für die Trisomie 21 von ca. 90 % bei einer Falsch-Positiv-Rate von 5 % erreicht.

Die Berücksichtigung weiterer sonographischer Marker (Zusatzkriterien) hat das Ziel, die Falsch-Positiv-Rate bei gleicher oder verbesserter Detektionsrate weiter zu senken:

Die wichtigsten Zusatzkriterien sind:

▶ Das fetale Nasenbein

Das Längenwachstum und die Ossifikation des Nasenbeinknochens ist bei Feten mit Trisomie 21 und anderen Chromosomenstörungen häufig gestört.

▶ Blutfluss im Ductus venosus

Feten mit Aneuploidien haben im ersten Trimenon gehäuft einen erhöhten Widerstand bis zum *Reverse Flow* mit negativer A-Welle im Ductus venosus (☞ Abb. 2.12a+b).

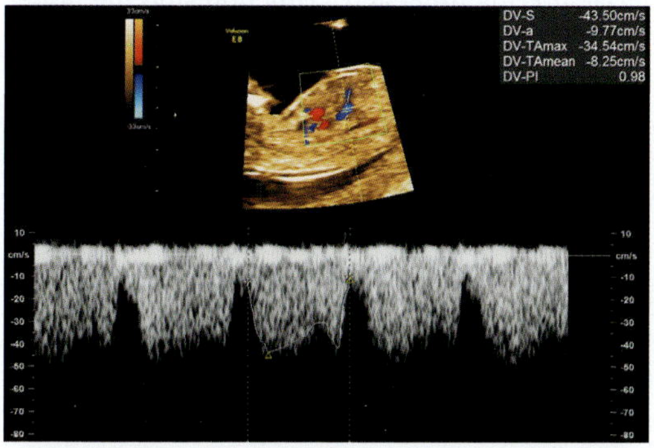

a

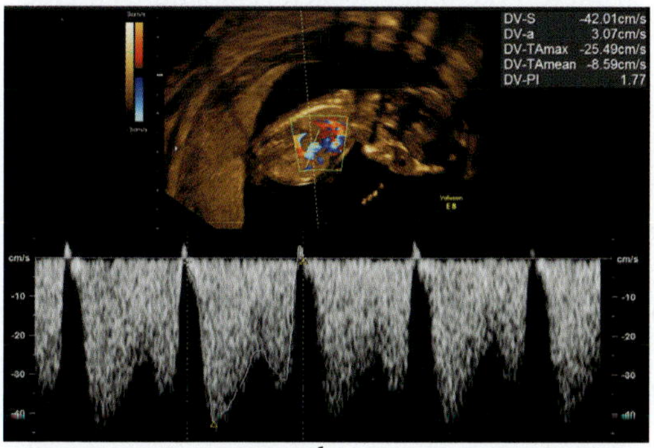

b

Abb. 2.12a+b: Ductus venosus. **a:** Normales Flussmuster, hier Messung beim Ersttrimester-Screening wie gefordert im Sagittalschnitt. **b:** *Reverse Flow* mit negativer A-Welle. Dies sollte sich bei wiederholten Messungen und der Abwesenheit von fetalen Bewegungen darstellen lassen, um bei der Risikoberechnung des Ersttrimester-Screenings bewertet zu werden.

▶ Trikuspidalinsuffizienz

Feten mit Aneuploidien haben im ersten Trimenon gehäuft eine Trikuspidalklappeninsuffizienz.

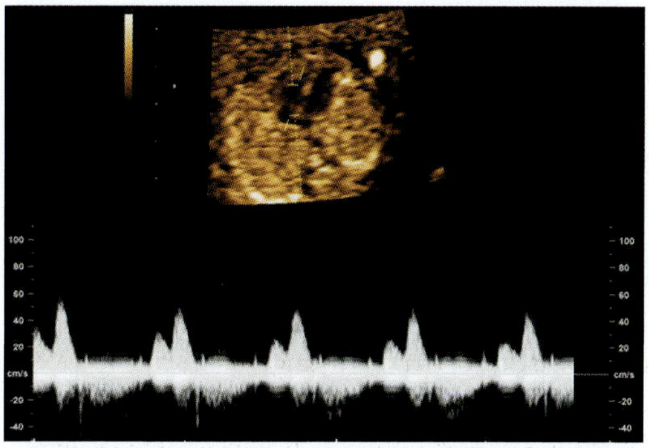

Abb. 2.13: Messung des Dopplerprofils der Trikuspidalklappe mit normaler E- und A-Welle, im Rückfluss Aorta (Maximalgeschwindigkeit bis 60 cm/s beim Ersttrimester-Screening).

Ergibt sich im Rahmen des kombinierten Screenings ein hohes Risiko für eine Chromosomenstörung, ist eine weiterführende Diagnostik mittels invasiver Pränataldiagnostik (Chorionzottenbiopsie/Amniozentese; ☞ Kap. 3.2.+3.3.) oder nichtinvasiver Pränataldiagnostik (freie fetale/plazentare DNA im mütterlichen Blut; ☞ Kap. 4.2.) sinnvoll, um zu einer Diagnose zu gelangen, wenn die Schwangere dies wünscht. Selbstverständlich unterliegt auch diese Untersuchung dem Gendiagnostikgesetz, ergeben sich doch aus den Ergebnissen weitreichende Konsequenzen für die Schwangere.

■ Das frühe Fehlbildungs-Screening

Neben der Beurteilung des Risikos für Aneuploidien und andere Chromosomenaberrationen sollte eine frühe Fehlbildungsdiagnostik beim Ersttrimester-Screening durchgeführt werden, da zu diesem frühen Zeitpunkt bereits ca. 50-85 % der schweren fetalen Fehlbildungen erkennbar sind [5, 6]. Eingeschränkt beurteilbar bleibt insbesondere die Hirnentwicklung, da entscheidende Hirnstrukturen (Corpus callosum) erst zu einem späteren Zeitpunkt (bis zur 18. SSW) ausgebildet werden. Dieses frühe Fehlbildungs-Screening sollte allen Schwangeren angeboten werden, da bei 1-2 % aller Feten schwere Fehlbildungen unabhängig vom mütterlichen Alter auftreten. Im Vergleich ist die Prävalenz pathologischer Befunde beim Neugeborenenstoffwechsel-Screening ca. 1 : 2.000 (0,05 %).

Zwingend ist die frühe weiterführende Fehlbildungsdiagnostik indiziert bei Feten mit verdickter Nackentransparenz (>95er Perzentile; ☞ Abb.

2.11), da neben dem Risiko einer Chromosomenstörung auch das Risiko einer strukturellen Fehlbildung mit steigender Nackendicke ansteigt.

Ein weiterer Bereich, der sich zunehmend vom Zweittrimester-Screening in das Ersttrimester-Screening verschiebt, ist das Screening auf eine gestörte Trophoblastinvasion, um das Risiko für plazentabedingte Komplikationen (Praeeklampsie, Plazentainsuffizienz, intrauteriner Fruchttod, vorzeitige Plazentalösung, iatrogen indizierte Frühgeburt) im letzten Drittel der Schwangerschaft frühzeitig zu erkennen und ggfs. prophylaktische Maßnahmen ergreifen zu können (z.B. *low dose* Aspirin).

Die Präeklampsie ist mit 2 % Prävalenz häufiger als eine Trisomie 21 und fordert auch heute immer noch kindliche und maternale Todesfälle. Daher erscheint ein Screening mit nachfolgender prophylaktischer oder therapeutischer Intervention wünschenswert.

Ursache eines erhöhten Präeklampsierisikos ist das Ausbleiben einer Gefäßdilatation der Arteriae uterinae durch eine gestörte Throphoblastinvasion im ersten und frühen zweiten Trimenon der Schwangerschaft. Beim Screening werden der Widerstand und das Flussprofil der Arteriae uterinae dopplersonographisch bestimmt (☞ Abb. 2.14).

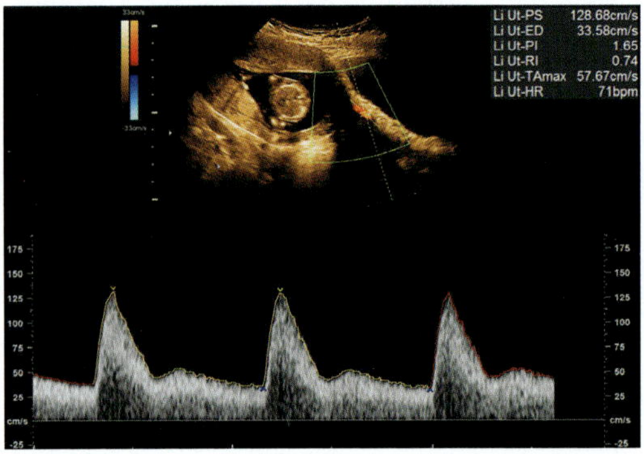

Abb. 2.14: Messung des Blutflusses der Arteria uterina beim Ersttrimester-Screening, die Messung erfolgt parazervikal am Hauptast der Arteria uterina, die Flussgeschwindigkeit im Gefäß sollte mehr als 60 cm/s betragen, um sicher zu sein, dass wirklich der Hauptast und nicht ein peripherer Ast (falsch niedriger Widerstand) erfasst wurde. Ein *Notching* (postsystolische Inzisur) ist in dieser Schwangerschaftsphase noch normal.

Weitere Parameter, die in die Risikoberechnung eingehen, sind der mittlere arterielle Blutdruck der Schwangeren sowie anamnestische Parameter (BMI, ethnischer Hintergrund, ICSI-Behandlung, Präeklampsie in Vorgeschichte etc.) [7]. Der Vorteil einer Bestimmung des Dopplerflusses der Arteriae uterina im ersten Trimenon sind die höheren Erfolgschancen einer prophylaktischen Intervention durch *low dose* Aspirin [8] oder Heparin. Der Nachteil ist die im Vergleich zum Zweittrimester-Screening erhöhte Falsch-Positiv-Rate, da auch physiologischerweise die Gefäße im ersten Trimenon enger sind als im zweiten Trimenon.

Die Einführung des Ersttrimester-Screenings hat die Schwangerenvorsorge revolutioniert und zu einem dramatischen Rückgang der invasiven Pränataldiagnostik aufgrund der Altersindikation geführt [9]. Daneben ermöglicht die frühere Erkennung fetaler Fehlbildungen eine bessere Beratung der Schwangeren ohne Zeitdruck und einen Rückgang von Spätabbrüchen im Falle einer Entscheidung gegen die Schwangerschaft mit geringerem psychischen Trauma für die betroffenen werdenden Eltern und das betreuende medizinische Personal. Schließlich eröffnet der frühe Nachweis einer gestörten Trophoblastinvasion verbesserte Prophylaxeoptionen, z.B. durch *low dose* Aspirin. Das Ersttrimester-Screening wird zunehmend auch von jüngeren Schwangeren gefordert. Dies erscheint auch sinnvoll, da sich 50 % der Feten mit Trisomie 21 außerhalb der Altersrisikogruppe finden und strukturelle Organfehlbildungen altersunabhängig, zum Teil sogar bei jüngeren Schwangeren gehäuft auftreten (z.B. Bauchwanddefekte des Feten).

Anders als in anderen europäischen Ländern wie Dänemark oder Großbritannien ist in Deutschland jedoch das Ersttrimester-Screening noch nicht in den Mutterschaftsrichtlinien verankert, so dass es zumeist als *Individuelle Gesundheitsleistung* (IGeL) angeboten wird.

2.3.2. Die weiterführende Fehlbildungsdiagnostik im II. Trimenon

"Feindiagnostik", zumeist 20. bis 23. SSW

Ziel der weiterführenden Fehlbildungsdiagnostik im zweiten Trimenon ist die Erkennung

- fetaler Fehlbildungen
- von Störungen des Plazentasitzes und der Nabelschnurinsertion
- einer Zervixinsuffizienz und
- einer gestörten Trophoblastinvasion (pathologischer uteriner Blutfluss).

Die Feindiagnostik beinhaltet eine detaillierte Untersuchung

- des fetalen Organsystems
- der Plazenta und
- der mütterlicher Organe (Uterus mit Zervix und uterinen Gefäße)

nach einem vorgegebenen Ablauf (DEGUM-Leitlinien) durch einen spezialisierten Untersucher (z.B. DEGUM II/III-Qualifikation).

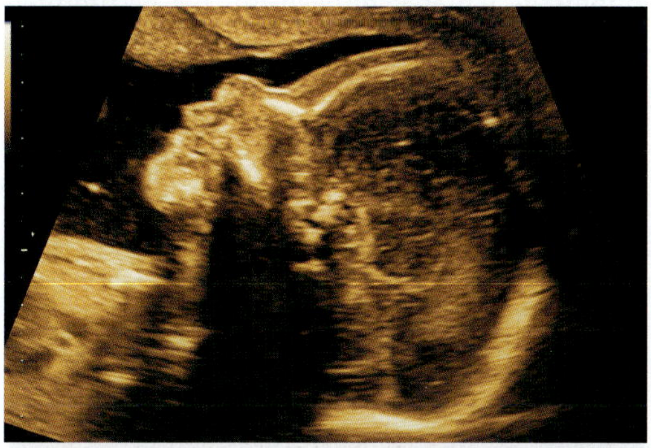

Abb. 2.15: Darstellung des fetalen Profils mit Darstellung des Nasenbeins und des Genu des Corpus callosums. Normales Profil, keine Retrogenie.

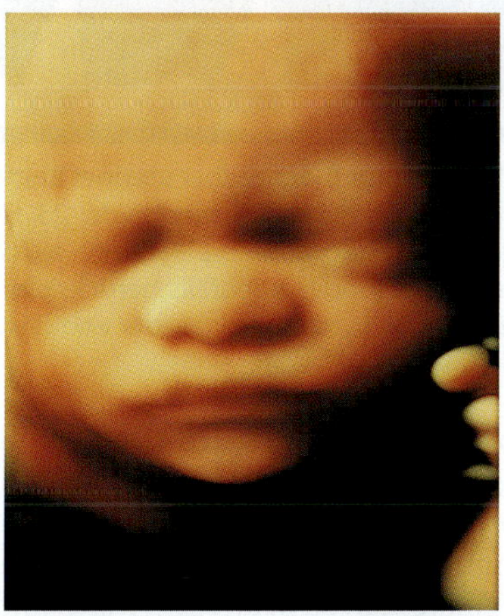

Abb. 2.16: Fetales Gesicht im 3D-Oberflächenmodus.

Eine fetale Fehlbildung ist in 6-8 % der Fälle zu erwarten, dabei handelt es sich in 1-2 % um schwere Fehlbildungen. Mehr als 80 % dieser schweren Fehlbildungen werden im Rahmen des Zweittrimester-Screenings erkannt [11].

Die Beurteilung der Plazentation umfasst den Ausschluss

- von Lageanomalien wie Placenta praevia
- von Vasa praevia (vor dem inneren Muttermund in der Eihaut verlaufende Nabelschnurgefäße mit Gefahr der Ruptur bei Blasensprung)

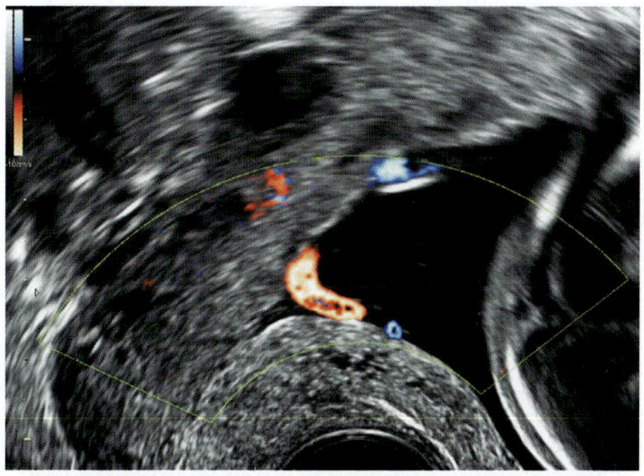

Abb. 2.17: Vasa praevia, **links** der innere Muttermund, **rechts** das fetale Köpfchen. Hohes Risiko für kindliches Verbluten bei vaginaler Geburt. Primäre Sectio bei reifem Kind (36.-38. SSW?) vor Geburtsbeginn indiziert.

- einer gestörten Trophoblastinvasion. Diese wird durch Beurteilung des Flussprofils und der Widerstandsverhältnisse der Arteriae uterinae durch Dopplersonographie durchgeführt
- von Implantationsstörungen der Plazenta (Placenta accreta, P. increta, P. percreta), insbesondere nach Sectio caesarea und bei Plazenta praevia [13]

So können für Mutter und Fötus lebensbedrohliche Komplikationen vor und während der Geburt rechtzeitig erkannt und entsprechende Maßnahmen ergriffen werden.

Anders als in vielen europäischen Nachbarländern wie England, Frankreich, Dänemark und Holland gehört in Deutschland die weiterführende Fehlbildungsdiagnostik nicht zum Routineangebot der Schwangerenbetreuung, sondern erfolgt nach Indikation gemäß der Mutterschaftsrichtlinien (Anlage Ic I/II, ☞ Tab. 2).

Eine Risikoeinschätzung fetaler Chromosomenstörungen im zweiten Trimenon ist nach suffizientem Ersttrimester-Screening inzwischen von nachgeordneter Bedeutung und wird anhand sogenannter "Softmarker" durchgeführt [12]. Dies sind Hinweiszeichen für Aneuploidien ohne eigenen Krankheitswert, die bei Feten mit Chromosomenstörungen häufiger als bei euploiden Feten auftreten und somit als Marker für Chromosomenstörungen dienen. 5-10 % aller Feten weisen im zweiten Trimenon der Schwangerschaft Softmarker auf und die meisten Feten mit nur einem Softmarker sind gesund. Die Wertigkeit der Marker variiert stark und ist meist gering, wenn ein Softmarker isoliert auftritt.

Wie auch beim Ersttrimester-Screening muss vor der Feindiagnostik im zweiten Trimenon eine Aufklärung nach Gendiagnostikgesetz erfolgen. Ergeben sich Hinweise auf genetische Anomalien im Rahmen dieser Untersuchung, obliegt es dem Selbstbestimmungsrecht der Schwangeren, sich

- *für* eine weitere Abklärung durch invasive Pränataldiagnostik oder einen nichtinvasiven pränatalen Test (NIPT) an zellfreier fetaler/plazentarer DNA aus mütterlichem Blut oder
- *gegen* eine weitere Abklärung

zu entscheiden.

Im Fall schwerer Fehlbildungen oder zu erwartender geistiger Entwicklungsstörungen des Feten sind die Handlungsoptionen in den §218 und §219 des StGB sowie im Schwangerschaftskonfliktgesetz in der aktualisierten Fassung von 2010 mit entsprechenden Beratungsverpflichtungen für den behandelnden Arzt geregelt. Ein Abbruch einer Schwangerschaft allein aufgrund einer fetalen Fehlbildung ist in Deutschland grundsätzlich nicht möglich, seit 1995 die embryopathische Indikation zum Schwangerschaftsabbruch gestrichen wurde. Diese Indikation fällt nunmehr als sogenannte "medizinisch-soziale" Indikation unter die mütterlich-medizinische Indikation zum Schwangerschaftsabbruch und ist damit grundsätzlich bis zum Geburtsbeginn zulässig.

Dopplersonographie

Mittels gepulster Farbdopplersonographie lässt sich effizient und aussagekräftig die Perfusion der maternalen Gefäße (Uterinarterien) und der fetalen Zirkulation (Nabelarterien, Arteria cerebri media, Ductus venosus) beurteilen.

Die Beurteilung der maternalen Gefäße (erhöhter Gefäßwiderstand, Notching) ist relevant, um die gestörte Trophoblastinvasion ab dem späten ersten Trimenon [14] und im zweiten Trimenon [15] zu erkennen. So können prophylaktische (*low dose* Aspirin, Heparin) oder therapeutische Maßnahmen (Antikoagulation, Lungenreifeinduktion, intensivierte Überwachung der Schwangerschaft, vorzeitige Entbindung) ergriffen werden. Nach den Mutterschaftsrichtlinien sind dopplersonographische Untersuchungen nur bei bestimmten Indikationen durchzuführen, der aktuelle wissenschaftliche Stand und neuere Entwicklungen zeigen jedoch, dass ein Screening auf eine gestörte Trophoblastinvasion bei allen Schwangeren sinnvoll ist [16-19].

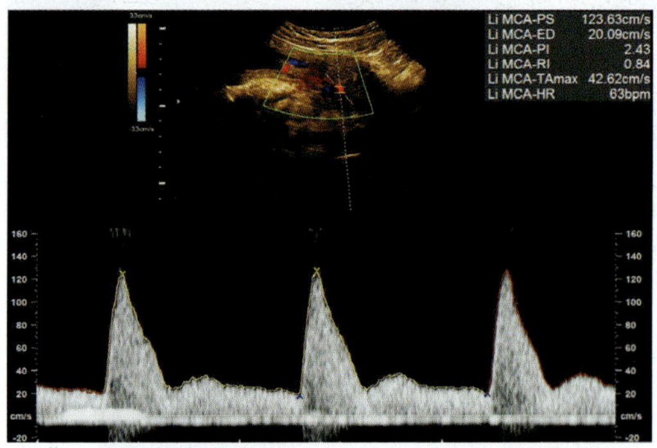

Abb. 2.18: Hochpathologischer uteriner Blutfluss mit hohem Widerstand und Notching in der 23. SSW. Widerstand PI 2,4, die kontralaterale Uterina muss zur Beurteilung des Befundes ebenfalls berücksichtigt werden. Tiefer *Notch* (*Notch* tiefer als der enddiastolische Blutfluss).

Die Untersuchung der fetalen Gefäße ist die entscheidende diagnostische Maßnahme, um die fetale Gefährdung bei Verdacht auf Plazentainsuffizienz (intrauterine Wachstumsretardierung, Oligohydramnie u.a.) zu beurteilen. Dabei findet sich ein erhöhter Widerstand in den Nabelarterien bis hin zum *Reverse Flow* (☞ Abb. 2.19+2.20).

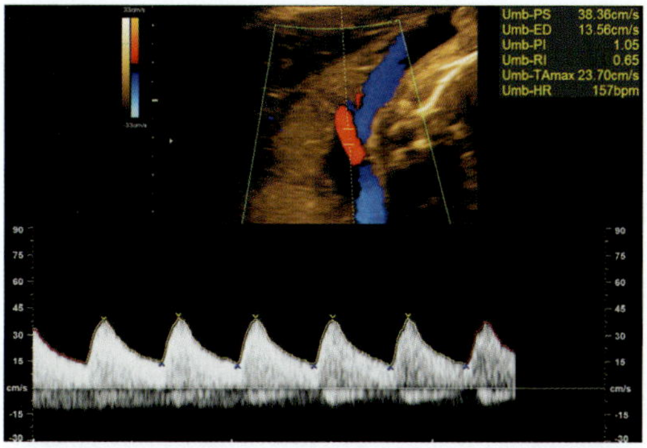

Abb. 2.19: Normaler Nabelarterienwiderstand in der 25.SSW. Es sollte an einer freien Nabelschnurschlinge gemessen werden, weil am Nabel ein höherer Widerstand und an der Plazenta ein niedrigerer Widerstand erwartet wird.

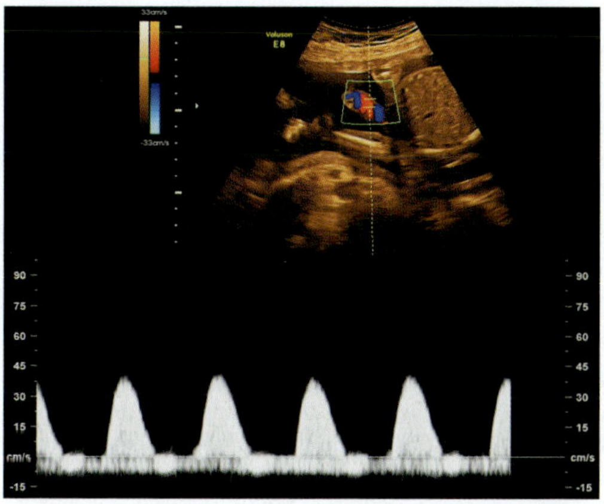

Abb. 2.20: Erhöhter Nabelarterienwiderstand mit Nullfluss. Im Gegenkanal ist der Blutfluss in der Vena umbilicalis erfasst. **Wichtig**: Der Wandfilter sollte niedrig eingestellt sein, um nicht fälschlicherweise einen *Zero Flow* als Artefakt zu produzieren.

Die Arteria cerebri media zeigt einen verringerten Widerstand aufgrund des *Brain Sparing*-Effektes bei fetaler Zentralisation. Im Ductus venosus lässt sich im Verlauf der fetalen Mangelversorgung ein Anstieg des Widerstandes mit Nullfluss und schließlich ein Rückwärtsfluss darstellen. Nach der TRUFFLE-Studie [20] kann dies ein Kriterium zur vorzeitigen Entbindung bei erheblicher Wachstumsretardierung sein. Für obige Messungen werden qualitative Kriterien

- Resistenzindex (RI)
- Pulsatilitätsindex (PI)
- *Zero-* oder *Reverse Flow*
- Pulsatilitätsindex für Venen (PIV)

verwendet. Diese sind grundsätzlich unabhängig vom Einfallswinkel der Ultraschallwellen. Daher ist die Winkelangabe für die Messung nicht zwingend erforderlich, aber dennoch wünschenswert, um eine qualitativ einwandfreie Ableitung des Dopplersignals zu gewährleisten. Der Winkel zum Gefäß sollte grundsätzlich kleiner als 60 Grad, wenn erreichbar kleiner als 30 Grad sein.

Stark winkelabhängig ist dagegen die Messung der maximalen systolischen Flussgeschwindigkeit in der Arteria cerebri media, die sich zur Beurteilung einer fetalen Anämie bei Rhesussensibilisierung und fetalen Infektionen wie der Parvo-B-19-Infektion bewährt hat. Hier sollte der Messwinkel kleiner 30 Grad oder besser nahe Null Grad liegen. Bei Nichtberücksichtigung des Einfallswinkels wird die Flussgeschwindigkeit falsch niedrig gemessen und möglicherweise eine fetale Anämie übersehen.

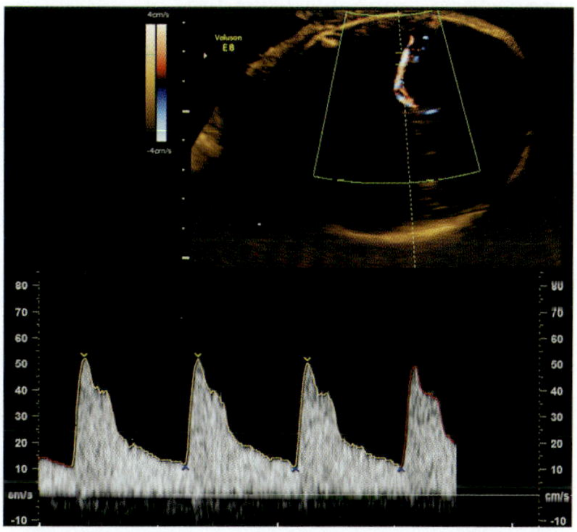

Abb. 2.21: Messung der Flussgeschwindigkeit in der Arteria cerebri media (Winkelkorrektur?). Hier muss der Einfallswinkel der Ultraschallwellen berücksichtigt werden. Er sollte unter 30 Grad, möglichst nahe Null Grad sein.

2.4. Zusammenfassung

Nach den Mutterschaftsrichtlinien stehen jeder Schwangeren in Deutschland bei unkompliziertem Schwangerschaftsverlauf drei sonographische Vorsorgeuntersuchungen ("10/20/30-Wochen-Konzept") zu.

2013 wurde die zweite Untersuchung im Rahmen des sogenannten II B-Screenings um eine kleine Fehlbildungsdiagnostik erweitert.

Als weiterführende Untersuchungen sind das Ersttrimester-Screening und die weiterführende Feindiagnostik zu nennen.

Das Ersttrimester-Screening (12.-14. SSW) umfasst die Nackentransparenzmessung und Bestimmung der mütterlichen Serumbiochemie (PAPP-A, freies beta-HCG) zur Abschätzung des Risikos für chromosomale Aberrationen, die frühe Feindiagnostik zum Ausschluss schwerer fetaler Fehlbildungen sowie die Messung des Blutflusses der uterinen Arterien zur Abschätzung des Risikos für eine gestörte Trophoblastinvasion.

Die weiterführende Fehlbildungsdiagnostik ist in Deutschland bei anamnestischen Risiken, sich entwickelnden Schwangerschaftsrisiken oder Auffälligkeiten bei den Basis-Screeninguntersuchungen indiziert.

Beide weiterführende Untersuchungen (Ersttrimester-Screening und Feindiagnostik im zweiten Trimenon) sind in mehreren europäischen Nachbarstaaten ein Routine-Screeningangebot an alle Schwangeren, was sich damit erklärt, dass die meisten Fehlbildungen und Risikokonstellationen im Niedrig-Risiko-Kollektiv auftreten.

Zur Beurteilung der Trophoblastinvasion steht die Dopplersonographie der uterinen Arterien ab der 12. SSW und die Dopplersonographie der fetalen Gefäße (Nabelarterie, Arteria cerebri media, Ductus venosus) zur Verfügung und hat sich als Standardmethode etabliert.

2.5. Literatur

1. Richtlinien des Gemeinsamen Bundesausschusses über die ärztlich Betreuung während der Schwangerschaft und nach der Entbindung ("Mutterschafts-Richtlinien") in der Fassung vom 10. 12. 1985, zuletzt geändert am 18.7.2013. https://www.g-ba.de/downloads/62-492-773/RL_Mutter-2013-07-18_2013-09-20.pdf. Zugriff 10.12.2014

2. Hansmann M. Nachweis und Ausschluß fetaler Entwicklungsstörungen mittels Ultraschallscreening und gezielter Untersuchung - ein Mehrstufenkonzept. Ultraschall in Der Medizin - ULTRASCHALL MED 01/1981; 2(04):206-220.

3. IQWiG. Aufklärung, Einwilligung und ärztliche Beratung zum Ultraschallscreening in der Schwangerschaft, IQWiG 2013. https://www.iqwig.de/de/projekte-ergebnisse/projekte/gesundheitsinformation/p08-01-aufklarung-einwilligung-und-arztliche-beratung-zum-ultraschallscreening-in-der-schwangerschaft.1205.html. Zugriff 10.12.2014

4. Sancken U. Mütterliches Alter und Prävalenz numerischer Chromosomenanomalien. Frauenarzt 44, 2003, 652-6

5. Timor-Tritsch IE, Fuchs KM, Monteagudo A, D'alton ME: Performing a fetal anatomy scan at the time of first-trimester screening. Obstet Gynecol. 2009 Feb;113(2 Pt 1):402-7.

6. Syngelaki A, Chelemen T, Dagklis T, Allan L, Nicolaides KH. 2011. Challenges in the diagnosis of fetal non-chromosomal abnormalities at 11-13 weeks. Prenat Diagn. 31;90-102.

7. Akolekar R, Syngelaki A, Sarquis R, Zvanca M, Nicolaides KH: Prediction of early, intermediate and late preeclampsia from maternal factors, biophysical and biochemical markers at 11-13 weeks. Prenat Diagn. 2011 Jan;31(1):66-74.

8. Roberge S, Nicolaides KH, Demers S, Villa P, Bujold E: Prevention of perinatal death and adverse perinatal outcome using low-dose aspirin: a meta-analysis. Ultrasound Obstet Gynecol. 2013 May;41(5):491-9.

9. Hagen A, Entezami M, Gasiorek-Wiens A, Albig M, Becker R, Knoll U, Stumm M, Wegner R. The Impact of First Trimester Screening and Early Fetal Anomaly Scan on Invasive Testing Rates in Women with Advanced Maternal Age. Ultraschall Med 2011; 32: 302-306.

10. Kagan KO, Wright D, Spencer K, Molina FS, Nicolaides KH. First-trimester screening for trisomy 21 by free beta-human chorionic gonadotropin and pregnancy-associated plasma protein-A: impact of maternal and pregnancy characteristics. Ultrasound Obstet Gynecol. 2008 May;31(5): 493-502.

11. Boyd P, Tonks AM, Rankin J, Rounding C, Welleslay D, Draper E and the BINOCAR working group. Monitoring the prenatal detection of structural fetal congenital anomalies in England and Wales: register-based study. J Med Screen 2011, 18: 2-7.

12. Agathokleous M, Chaveeva P, Poon LCY, Kosinski P, Nicolaides KH. Meta-analysis of second-trimester markers for trisomy 21. Ultrasound Obstet Gynecol 2013, 41: 247-261.

13. Fuchs I, Dudenhausen JW, Sehouli J, Henrich W. Placenta pathology: disorders of placental location, placental implantation and cord insertion. Ultraschall Med 2008, 1: 4-17; quiz 18-23.

14. Akolekar R, Syngelaki A, Poon L, Wright D, Nicolaides KH. Competing Risks Model in Early Screening for Preeclampsia by Biophysical and Biochemical Markers. Fetal Diagn Ther 2013;33:8-15.

15. Gallo DM, Poon LC, Akolekar R, Syngelaki A, Nicolaides KH. Prediction of preeclampsia by uterine artery Doppler at 20-24 weeks of gestation. Fetal Diagn Ther 2013; 34: 241-7.

16. Kleinrouweler CE, Bossuyt PM, Thilaganathan B, Vollebregt KC, Arenas Ramírez J, Ohkuchi A, Deurloo KL, Macleod M, Diab AE, Wolf H, van der Post JA, Mol BW, Pajkrt E. Value of adding second-trimester uterine artery Doppler to patient characteristics in identification of nulliparous women at increased risk for pre-eclampsia: an individual patient data meta-analysis. Ultrasound Obstet Gynecol 2013; 42: 257-67.

17. Hoopmann M, Kagan KO. Kernpunkte der fetomaternalen Dopplersonographie. Frauenarzt 2014, 55, 358-63.

18. AWMF-Register Nr. 015/019m: Standards in der Perinatalmedizin - Dopplersonographie in der Schwangerschaft 6/2012.
http://www.awmf.org/uploads/tx_szleitlinien/015-019l_S1_Doppplersonographie_in_der_ Schwangerschaft_2013-03.pdf. Zugriff 10.12.2014

19. ISUOG Practice Guidelines. Use of Doppler ultrasonography in obstetrics. Ultrasound Obstet Gynecol 2013; 41: 233-39.

20. Lees CC, Marlow N, van Wassenaer-Leemhuis A, Arabin B, Bilardo CM, Brezinka C, Calvert S, Derks JB, Diemert A, Duvekot JJ, Ferrazzi E, Frusca T, Ganzevoort W, Hecher K, Martinelli P, Ostermayer E, Papageorghiou AT, Schlembach D, Schneider KT, Thilaganathan B, Todros T, Valcamonico A, Visser GH, Wolf H; TRUFFLE study group. 2 year neurodevelopmental and intermediate perinatal outcomes in infants with very preterm fetal growth restriction (TRUFFLE): a randomised trial. Lancet 2015, 385(9983): 2162-2172.

Invasive Methoden und genetische Diagnostik

3. Invasive Methoden und genetische Diagnostik

3.1. Einleitung

Bei der invasiven pränatalen Diagnostik wird Material aus der Plazenta, aus der Fruchtblase oder aus der Nabelschnur durch eine Biopsie oder Punktion gewonnen.

Je nach Schwangerschaftsalter und medizinischer Fragestellung stehen dazu verschiedene Verfahren zur Verfügung. Die unterschiedlichen Verfahren unterscheiden sich in ihrer Aussagekraft und im Eingriffsrisiko. Grundsätzlich ist jeder invasive Eingriff mit einem spezifischen Fehlgeburtsrisiko assoziiert. Deshalb werden immer häufiger alternative nichtinvasive Untersuchungsmethoden, wie die Sonographie und die molekulargenetische Diagnostik an zellfreier fetaler DNA aus mütterlichem Blut, eingesetzt. Als logische Konsequenz hat die Zahl der invasiven pränatalen Eingriffe in Deutschland in den letzten Jahren kontinuierlich abgenommen. In unserem Zentrum werden im Vergleich zum Jahr 2000 nur noch ca. 20 % der invasiven pränatal diagnostischen Untersuchungen durchgeführt (☞ Abb. 3.1 und [1]).

Genetische Untersuchungen an Fruchtwasserzellen nach einer Amniozentese sind jedoch nach wie vor der Goldstandard der genetischen Pränataldiagnostik, da sie die Ergebnisse mit der höchsten Sensitivität und Spezifität erzielen. Deshalb ist es wichtig, dass jede Schwangere, die sich für oder gegen einen invasiven Eingriff entscheidet, als Vorbereitung auf die pränatale Diagnostik ausführlich beraten wird, um die Vorteile und Nachteile ihrer Entscheidung richtig einordnen zu können. Jede genetische Beratung vor einer vorgeburtlichen Diagnostik sollte deshalb die folgenden Inhalte einschließen:

■ Infobox

Inhalte einer genetischen Beratung vor der vorgeburtlichen Diagnostik

1. Aktuelle Untersuchungsmöglichkeiten
2. Das Risiko der Untersuchung
3. Die Aussagekraft und mögliche Einschränkungen eines auffälligen Befundes, insbesondere bei Fragen der Risikoabklärung
4. Mögliche Konsequenzen der pränatalen Diagnostik
5. Alternativen bei einer Entscheidung gegen die Untersuchung

Bei Rhesus D-negativen Frauen muss darüber hinaus bei jedem invasiven Eingriff eine Anti-Rhesus D-Immunoglobulin-Prophylaxe durchgeführt werden. HIV-positive Frauen müssen darüber aufgeklärt werden, dass das Risiko einer Mutter-Kind-Übertragung unsicher bleibt.

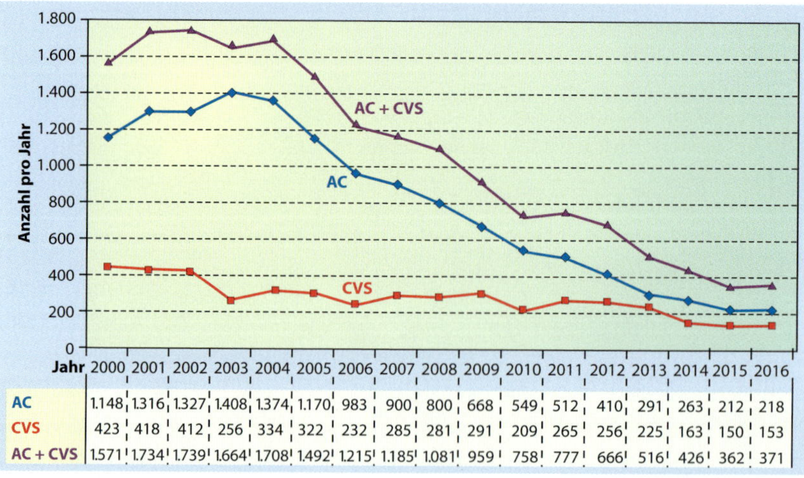

Jahr	2000	2001	2002	2003	2004	2005	2006	2007	2008	2009	2010	2011	2012	2013	2014	2015	2016
AC	1.148	1.316	1.327	1.408	1.374	1.170	983	900	800	668	549	512	410	291	263	212	218
CVS	423	418	412	256	334	322	232	285	281	291	209	265	256	225	163	150	153
AC + CVS	1.571	1.734	1.739	1.664	1.708	1.492	1.215	1.185	1.081	959	758	777	666	516	426	362	371

Abb. 3.1: Anzahl der durchgeführten invasiven pränatal diagnostischen Untersuchungen (**AC**: Amniozentesen; **CVS**: Chorionzottenbiospsien) am Zentrum für Pränataldiagnostik und Humangenetik Berlin im Zeitraum von 2000 bis 2016.

Zu den invasiven Eingriffen gehören
- die Chorionzottenbiopsie
- die Fruchtwasserpunktion (Amniozentese) und
- die fetale Nabelschnurpunktion (Chordozentese).

An dem gewonnenen zellulären Material können zytogenetische und molekular-zytogenetische Untersuchungen der Chromosomen, molekulargenetische Untersuchungen von einzelnen oder mehreren Genen oder biochemische Untersuchungen an Genprodukten (Proteinen) durchgeführt werden.

3.2. Chorionzottenbiopsie

Bei der Chorionzottenbiopsie (*Chorionic Villi Sampling*, CVS) werden durch eine transabdominale Biopsie Zellen aus der Plazenta entnommen.

Transzervikale Eingriffe werden aufgrund des höheren Eingriffsrisikos in den meisten Zentren nicht mehr durchgeführt. Nach einer Ultraschalluntersuchung, bei der die Lage der Plazenta und des Kindes beurteilt werden, erfolgt die Bestimmung der günstigsten Einstichstelle. Anschließend wird die Plazenta unter ständiger Ultraschallkontrolle transabdominal biopsiert. Das gewonnene Material wird in ein Transportmedium überführt. Anschließend wird mikroskopisch überprüft, ob auch genügend Material (10-20 mg) gewonnen wurde; anschließend wird die Probe ins humangenetische Labor transportiert.

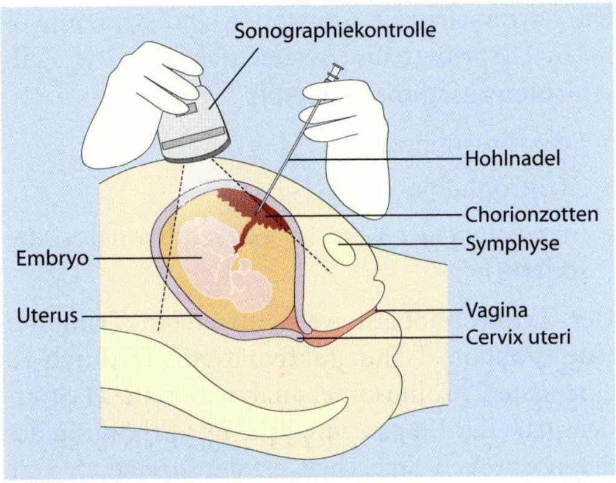

Abb. 3.2: Schematische Darstellung der Chorionzottenbiopsie (*Chorionic Villi Sampling*, CVS).

Die CVS wird in der Regel im ersten Trimester im Zeitraum der 11. bis 14. SSW durchgeführt. Frühere Punktionen werden als problematisch angesehen, da dabei eine erhöhte Rate an Extremitätenfehlbildungen festgestellt wurde. Späte Biopsien sind auch noch nach der 20. Schwangerschaftswoche möglich. Dabei lässt jedoch die spontane Teilungsaktivität im Zytotrophoblasten deutlich nach, so dass dann eine Kurzzeitkultur nicht immer möglich ist. Die mesenchymalen Zellen zeigen aber auch zu einem späteren Zeitpunkt noch gute Wachstumseigenschaften.

Das eingriffsbedingte Abortrisiko liegt nach älteren Literaturangaben im Bereich von 0,5-1,0 %. Nadelverletzungen des Embryos sind extrem selten [2,3]. Eine aktuelle Metaanalyse reduziert das Risiko sogar auf einen Wert von nur 0,22 % [17].

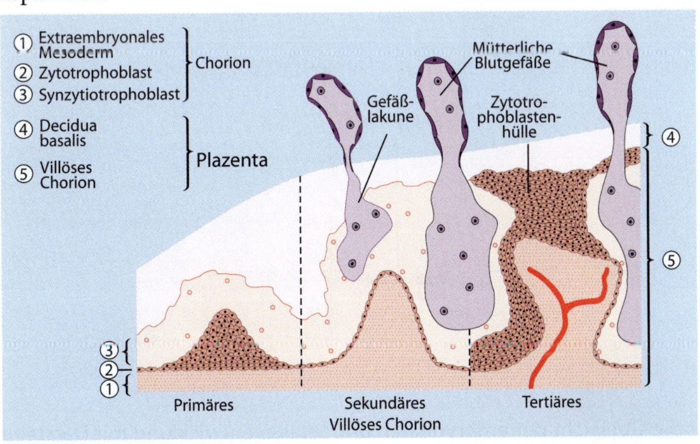

Abb. 3.3: Die schematische Dastellung der Struktur der Chorionzotten und der Plazenta zeigt die Entwicklung des Chorions bis zur dritten Schwangerschaftswoche.

Die gewonnenen Chorionzotten sind extraembyonalen Ursprungs und setzen sich aus drei Zellschichten zusammen (☞ Abb. 3.3):

- Synzytiotrophoblast
- Zytotrophoblast und
- mesenchymaler Kern (= extraembyonales Mesoderm)

Der Zytotrophoblast weist im ersten Trimester eine spontane Teilungsaktivität auf. Dadurch ist eine erste Chromosomenanalyse bereits 24 Stunden nach der Biopsie möglich. Zur Erhöhung der diagnostischen Sicherheit erfolgt zusätzlich eine Langzeitkultur (ca. 10 bis 14 Tage Kulturdauer) aus Zellen des mesenchymalen Kerns. Die Zellen des mesenchymalen Kerns trennen sich in der Embryonalentwicklung erst zu einem späteren Zeitpunkt von der inneren Zellmasse und repräsentieren damit eher den fetalen genetischen Status. Dies ist sehr wichtig, um plazentabegrenzte Mosaike besser einschätzen zu können (☞ unten).

Im extraembryonalen Gewebe treten jedoch häufiger Mosaike auf als im embryonalen Gewebe. Dies führt dazu, dass es bei der Chorionzottenbiopsie in ca. 1-2 % der Fälle zu feto-plazentaren Diskrepanzen kommt. Dies bedeutet, der Chromosomensatz des Chorions repräsentiert nicht den Chromosomensatz des heranwachsenden Kindes. Der Großteil der Mosaike ist dabei aber ausschließlich auf die Plazenta begrenzt.

Der genetische Status der Trophoblastenzellen ist häufig sehr heterogen, d.h. es findet sich ein Mosaik aus Zellen mit unterschiedlichem Chromosomenstatus. Daraus können sich in der weiteren Embyonalentwicklung verschiedene Situationen ergeben (Schema ☞ Abb. 3.5):

- a) Genetischer Status im Trophoblasten (später Chorion/Plazenta) und in der inneren Zellmasse (späterer Embryo) ist homogen. Es existiert nur eine identische Zelllinie
- b) Genetischer Status im Trophoblasten (später Chorion/Plazenta) ist heterogen, der genetische Status der inneren Zellmasse (späterer Embryo) ist homogen. Es existieren im Trophoblasten zwei unterschiedliche Zelllinien (plazentabegrenztes Mosaik).
- c) Genetischer Status im Trophoblasten (später Chorion/Plazenta) und in der inneren Zellmasse (späterer Embryo) ist heterogen. Es existieren im Trophoblasten und in der inneren Zellmasse zwei unterschiedliche Zelllinien (echtes Mosaik).

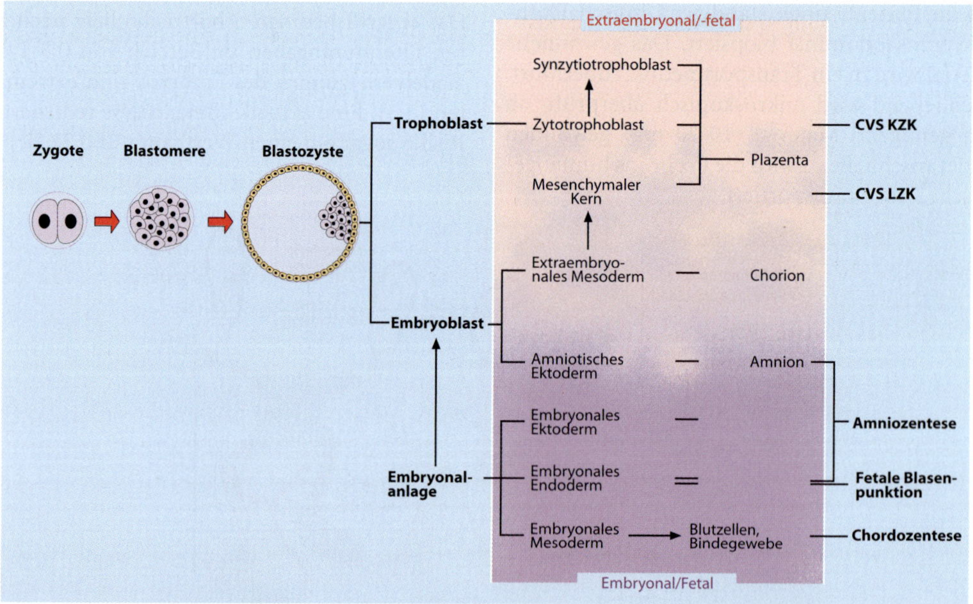

Abb. 3.4: Schematische Übersicht der embryonalen und fetalen Entwicklung mit Darstellung der Gewebe, die bei der invasiven Pränataldiagnostik untersucht werden. **CVS**: Chorionzottenbiopsie; **KZK**: Kurzzeitkultur; **LZK**: Langzeitkultur. Modif. nach [2].

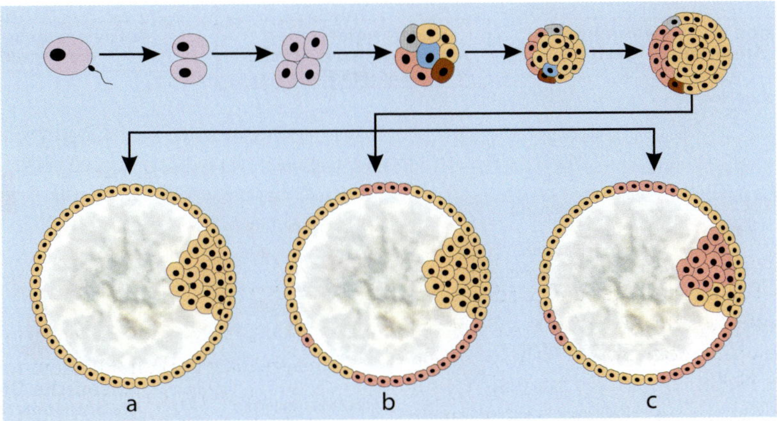

Abb. 3.5: Entstehung von Mosaiken in der frühen Embryonalentwicklung. Erklärung zu **a-c** ☞ Text.

Entwickeln sich noch weitere Zelllinien, kann das Mosaik auch komplexer gestaltet sein.

Die Sicherheit der Chorionzottendiagnostik ist in etwa vergleichbar mit der aus Fruchtwasserzellen, wenn sowohl die Kurzzeitkultur als auch die Langzeitkultur untersucht werden. Dabei wird in der Regel aber nicht die Bänderungsqualität einer Chromosomenanalyse an Fruchtwasserzellen erreicht. Je nach Studie variiert die diagnostische Sicherheit von 97,5 % bis 99,6 % [4]. Falsch-positive oder falsch-negative Ergebnisse sind bei Vorliegen durchgängig pathologischer Zelllinien sowohl in der Kurzzeit- als auch in der Langzeitkultur sehr selten (<0,01 %).

Der Hauptvorteil der CVS ist die Biopsie im ersten Trimester. Dies ermöglicht eine frühe Diagnostik, reduziert damit die Wartezeit und den Stress für die Eltern und ermöglicht zudem einen einfacheren Schwangerschaftsabbruch durch eine Curettage. Fehlbefunde aufgrund einer mütterlichen Zellkontamination liegen in geübten Laboratorien unter 1 %.

Eine häufige Indikation für die Chorionzottenbiopsie ist ein erhöhtes Aneuploidierisiko nach dem Ersttrimester-Screening, da ein erstes chromosomales Ergebnis nach der Chorionzotten-Kurzzeitkultur bereits am nächsten Tag vorliegt und entsprechende Handlungsoptionen bietet. Neben dem schnellen Ergebnis bietet die CVS einen weiteren Vorteil: Es kann relativ viel Material gewonnen werden (bis zu 20-30 mg), was neben einer Zellkultur auch eine direkte DNA-Präparation aus nativem Material oder direkte physiologische Analysen an den Zellen ermöglicht. Diese ist vor allem dann gefragt, wenn molekulargenetische oder biochemische Untersuchungen erforderlich sind, da das heranwachsende Kind ein erhöhtes Risiko für eine monogene Erkrankung oder eine Stoffwechselstörung aufweist.

3.3. Amniozentese

Bei einer Amniozentese (AC) wird durch eine transabdominale Punktion 10-20 ml Fruchtwasser aus der Fruchthöhle entnommen.

Vor der AC wird durch eine Ultraschalluntersuchung ebenfalls die Lage der Plazenta und die des Kindes beurteilt und danach die günstigste Einstichstelle bestimmt. Anschließend wird die Fruchthöhle unter ständiger Ultraschallkontrolle transabdominal punktiert. Das gewonnene Fruchtwasser wird in einer Spritze aufgenommen, in ein geeignetes Transportröhrchen überführt und anschließend in das humangenetische Labor transportiert (Schema ☞ Abb. 3.6).

Die Amniozentese (AC) wird in der Regel im zweiten Trimester nach der 15.-16. Schwangerschaftswoche durchgeführt. Frühere Punktionen werden als problematisch angesehen, da dabei die Zahl der Schwangerschaftsverluste und Fehlbildungen größer ist. Späte Amniozentesen sind auch noch bei klinischen Auffälligkeiten nach der 20. Schwangerschaftswoche und zur Infektionsdiagnostik möglich. Mit fortschreitender Schwangerschaft nimmt die Gesamtzahl an zellulären Bestandteilen im Fruchtwasser zu. Der Anteil an vitalen teilungsfähigen Zellen nimmt jedoch mit steigendem Schwan-

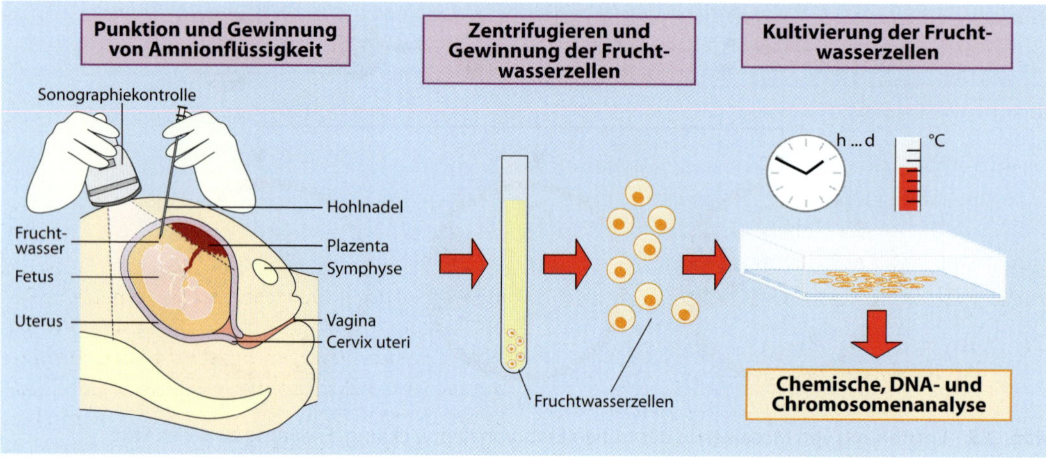

Abb. 3.6: Schematische Darstellung der Amniozentese (AC).

gerschaftsalter proportional ab, was die Zellkulturbedingungen erschwert und zu einer längeren Kulturdauer führen kann. Das eingriffsbedingte Abortrisiko nach AC liegt nach älteren Literaturangaben im Bereich von 0,1-0,5 % und ist dabei auch von der Erfahrung des Untersuchers und der Anzahl der pro Jahr durchgeführten Eingriffe abhängig. Nadelverletzungen des Feten sind extrem selten [2,3]. Eine aktuelle Metaanalyse reduziert das Risiko auf einen Wert von nur 0,11 % [17].

Erste Ergebnisse der Arbeitsgruppe von Professor Tchirikov konnten zeigen, dass durch die Verwendung einer speziellen Amniozentese-Nadel das Loch in der amnialen Membran nach der Punktion 20-fach kleiner ist als nach der Verwendung der klassischen Nadel. Damit ermöglicht diese neue Amniozentese-Technik eine noch schonendere invasive pränatale Diagnostik und reduziert das eingriffsbedingte Risiko der Amniozentese noch weiter [5].

Im Fruchtwasser selbst finden sich Zellanteile der Fruchthöhle und des Feten. Die gewonnenen Zellen liegen zunächst in der Ruhephase (G_0-Phase) des Zellzyklus vor. Nur wenige Zellen sind so vital, dass sie wieder in den Zellzyklus eintreten und dann zu Kolonien auswachsen. In der Regel ist deshalb eine Zellkultivierung der Amnionzellen von 8-14 Tagen erforderlich. Schnellere Resultate für spezifische Fragestellungen können durch besondere genetische Untersuchungen (FISH/PCR) erzielt werden (☞ Molekulare Zytogenetik und Molekulargenetik). Das Risiko für eine mütterliche Zellkontamination liegt im Bereich von 0,5 %. Die Anzahl von Kulturversagern sollte 0,2 % nicht überschreiten.

Die diagnostische Sensitivität liegt im Bereich von 99,4-99,8 % [4]. Damit ist die AC nach wie vor der Goldstandard der invasiven pränatalen Diagnostik.

Die AC wird meist bei einem Verdacht auf eine chromosomale Störung des Feten zur weiteren Abklärung durchgeführt. Dabei können sowohl Aneuploidien als auch strukturelle Chromosomenveränderungen im Bereich von 5-10 Mb sicher detektiert werden. Bei einem klinischen Verdacht auf submikroskopische oder molekulargenetische Veränderungen müssen andere Untersuchungsmethoden eingesetzt werden (☞ Molekulare Zytogenetik und Molekulargenetik).

Im Fruchtwasser kann zusätzlich auch die Konzentration des alpha-Fetoproteins (AFP) gemessen werden. Die AFP-Konzentration gibt neben dem Ultraschall Hinweise auf das Vorliegen von Spaltbildungen im ZNS (z.B. Spina bifida aperta) oder auf fetale Bauchwanddefekte (z.B. Omphalozele).

3.4. Chordozentese

Bei speziellen Fragestellungen kann es auch erforderlich sein, das Blut des Feten zu untersuchen.

Bei der fetalen Blutentnahme (Chordozentese) wird dabei das Blut durch eine transabdominale Punktion der Nabelschnurvene gewonnen. Auch vor der Chordozentese (CC) wird durch eine Ultraschalluntersuchung die Lage der Plazenta und die des Kindes beurteilt und danach die günstigste Einstichstelle bestimmt. Anschließend wird die Nabelschnur unter ständiger Ultraschallkontrolle transabdominal punktiert.

Die Punktion der Nabelvene erfolgt vorzugsweise an der Plazentaansatzstelle. Das gewonnene Fetalblut wird in einem geeigneten Röhrchen (je nach Fragstellung mit Heparin und/oder EDTA) aufgenommen und anschließend in das humangenetische Labor überführt. Eine Kontamination mit mütterlichen Zellen sollte vor jeder genetischen Untersuchung ausgeschlossen werden (Kleihauer-Test, Mittleres Korpuskuläres Erythrozytenvolumen MCV).

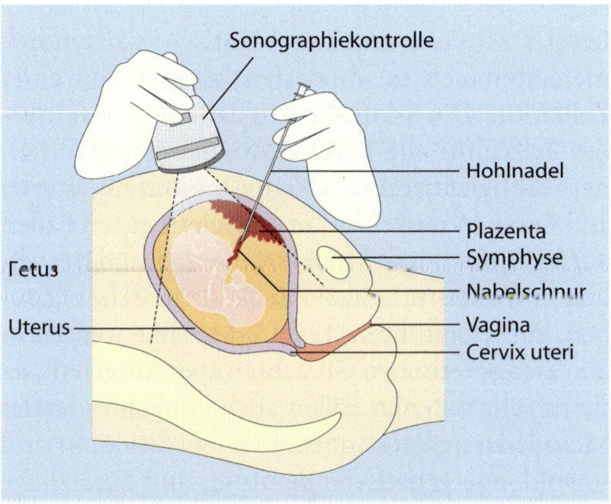

Abb. 3.7: Schematische Darstellung der Chordozentese (CC).

Die Chordozentese (CC) kann ab der 16.-18. SSW durchgeführt werden. Bei der Punktion werden 2-3 ml Fetalblut gewonnen. Das eingriffsbedingte Abortrisiko liegt im Bereich von 1-3 %. Dabei ist jedoch zu berücksichtigen, dass die CC meist nur bei Hochrisikoschwangerschaften eingesetzt wird [2,3].

Wichtige Indikationen für eine CC sind

- zytogenetische und/oder molekulargenetische Analysen nach auffälligem Ultraschallbefund bei der Feindiagnostik oder
- ein weiteres Abklärungsbedürfnis nach unklaren zytogenetischen Befunden (z.B. Mosaiken) nach einer CVS und/oder AC.

Die Vorteile der CC liegen darin, dass ausschließlich fetales Material untersucht wird und molekularzytogenetische Ergebnisse bereits nach 24 Stunden sowie konventionelle zytogenetische Befunde bereits nach 3-4 Tagen vorliegen. Obwohl bei der CC ausschließlich fetales Material gewonnen wird, ist die diagnostische Sicherheit für zytogenetische Befunde trotzdem eingeschränkt, da falsch-negative Befunde beim Vorliegen von spezifischen chromosomalen Mosaiken auftreten können. Eine fetale Blutentnahme kann auch bei einem klinischen Verdacht auf eine fetale Anämie, Thrombozytopenie oder Infektion erforderlich sein. Bei einigen familiären hämatologischen und immunologischen Erkrankungen ist die Fetalblutentnahme ebenfalls die Methode der Wahl.

Zur Klärung von spezifischen Fragestellungen werden in seltenen Fällen auch Zellen aus anderen fetalen Körperflüssigkeiten (z.B. fetaler Urin, Aszites) durch Biopsie gewonnen, und nach Zellkultur wird eine zytogenetische Analyse durchgeführt.

3.5. Genetische Untersuchungen nach invasiver Diagnostik

3.5.1. Konventionelle Zytogenetik

Die pränatale Chromosomendiagnostik (Zytogenetik) an Fruchtwasserzellen wird seit Ende der 1960er Jahre durchgeführt.

Konventionelle Chromosomenanalysen aus Fruchtwasserzellen

Die gewonnenen Zellen der Fruchtwasserprobe stammen von der Fruchthöhle und dem heranwachsenden Kind. Nur wenige dieser Zellen sind vital und lassen sich zur Teilung bringen. Chromosomen lassen sich aber nur aus teilungsaktiven Zellen gewinnen die in die Mitose eintreten. Die Zellen liegen nach der Punktion in der Ruhephase (G_0-Phase) des Zellzyklus vor und müssen diese erst verlassen, um dann zu einzelnen Zellkolonien heranzuwachsen. Dazu werden mindestens zwei unabhängige Amnionzellkulturen angelegt. Finden sich in der Zellkultur genügend Zellkolonien mit teilungsaktiven Zellen werden die Zellkulturen aufgearbeitet, und die Chromosomen werden aus den Mitosezellen präpariert. Dazu ist in der Regel eine Zellkulturdauer von 8-14 Tagen erforderlich, die je nach Anzahl der teilungsaktiven Zellen und damit in Abhängigkeit von der Schwangerschaftswoche variieren kann. Die zytogenetische Analyse erfolgt an gebänderten Chromosomen, dabei werden die Anzahl und die Struktur der Chromosomen beurteilt (☞ Abb. 3.8a+b).

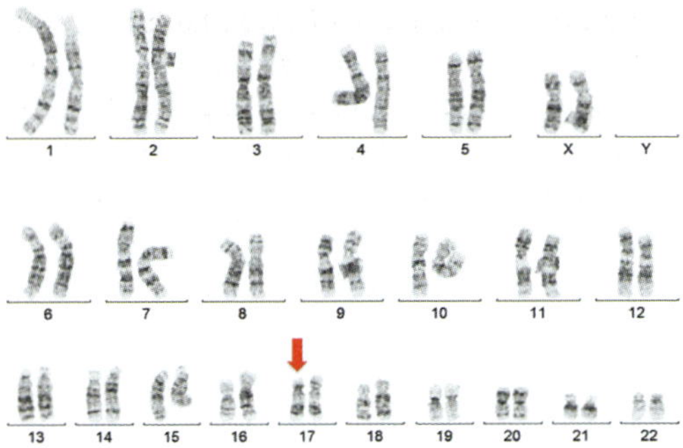

a

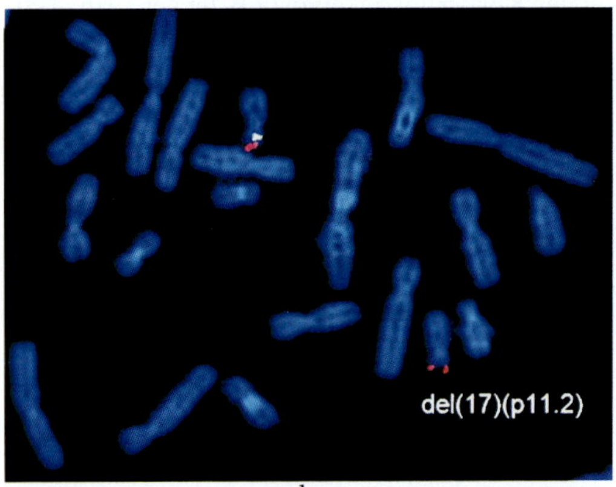

b

Abb. 3.8a+b: Karyogramm aus Fruchtwasserzellen. **a:** Karyogramm einer Fruchtwasserzelle mit einem Verlust (Deletion) der chromosomalen Bande 17p11.2. Diese Deletion führt zum Smith-Magenis-Syndrom. Die Deletion wurde durch eine FISH-Analyse bestätigt. **b:** Bestätigung der Deletion 17p11.2 durch FISH mit einer lokusspezifische Sonde. Ein Chromosom zeigt ein rotes Signal der Kontrollsonde und ein grünes Signal in der Region 17p11.2. Das zweite Chromosom 17 zeigt nur das rote Signal der Kontrollsonde. Das grüne Signal ist zusammen mit der Bande 17p11.2 verloren gegangen.

Im Hinblick auf die Interpretation der Ergebnisse muss dabei immer bedacht werden das diese Ergebnisse nur auf der Analyse von wenigen teilungsaktiven Zellen beruhen. Das ist dann besonders wichtig, wenn chromosomale Mosaikkonstellationen vorliegen.

Unter einem chromosomalen **Mosaikbefund** versteht man das Vorliegen von mindestens 2 Zelllinien mit unterschiedlichen Chromosomensätzen, wobei eine Zelllinie aus der anderen hervorgegangen sein muss.

Zur Klassifizierung von Mosaiken in Fruchtwasserzellen und zu weitergehenden diagnostischen Maßnahmen empfiehlt sich die Vorgehensweise von Hsu und Ben [5]:

▶ 1. Level 1-Mosaike

Level 1-Mosaike sind **einzelne Chromosomenanomalien** in nur **einer Zelle einer Zellkultur.** Diese Mosaike treten sehr häufig auf, sind aber in der Regel auf methodische Artefakte zurückzuführen und werden in zytogenetischen Gutachten nicht mitgeteilt.

▶ 2. Level 2-Mosaike

Level 2-Mosaike sind zwei identische Chromosomenanomalien in mindestens zwei Zellen einer Zellkultur. Die Anomalie tritt dabei aber nur in einer Zellkultur auf. Level 2-Mosaike treten mit einer Häufigkeit von ca. 1 % in Amnionzellkulturen auf. Diese Mosaike sind in den allermeisten Fällen auf kulturbedingte Artefakte, die während des zellulären Wachstums in der Zellkulturflasche entstehen, zurückzuführen. Level 2-Mosaike werden in den zytogenetischen Gutachten aber mitgeteilt, da sie in sehr seltenen Fällen auch ein echtes fetales Mosaik darstellen können. In dieser Situation sind sowohl eine genetische Beratung und zusätzliche Ultraschalluntersuchungen empfehlenswert.

▶ 3. Level 3-Mosaike

Level 3-Mosaike sind mindestens zwei Zellen mit identischen Chromosomenanomalien in zwei Zellkulturen. Das heißt die Anomalie kommt in zwei unabhängig voneinander angelegten Zellkulturen vor. In dieser Situation ist davon auszugehen, dass die Anomalie bereits vor der Zellkultur vorhanden war und es sich damit um ein echtes Mosaik handelt. Level 3-Mosaike treten mit einer Häufigkeit von 0,1-0,3 % bei Amniozentesen auf. Bei Mosaik-Aneuploidien ist das Risiko, ob letztendlich ein echtes fetales Mosaik vorliegt, abhängig von den beteiligten Chromosomenen:

- a) Ein Trisomie-Mosaik der Chromosomen 2, 4, 9, 16 oder 22 resultiert in einem sehr hohen Risiko (>60 %), dass der Fetus ebenfalls betroffen ist.
- b) Ein Trisomie-Mosaik der Chromosomen 5, 13, 14, 15, 18 oder 21 resultiert in einem hohen Risiko (40-49 %), dass der Fetus ebenfalls betroffen ist.
- c) Ein Trisomie-Mosaik der Chromosomen 6, 7, 12 oder 17 resultiert in einem moderaten Risiko (20-39 %), dass der Fetus ebenfalls betroffen ist.
- d) Ein Trisomie-Mosaik der restlichen Chromosomen 1, 3, 8, 10, 11, 19 und 20 resultiert nur in einem niedrigen Risiko, dass der Fetus ebenfalls betroffen ist.

Level 3-Mosaike werden immer in den zytogenetischen Gutachten mitgeteilt und erfordern in der Regel weitere diagnostische Schritte, um zwischen echten fetalen Mosaiken (Chromosomenanomalie kommt auch im Fetus vor) oder extraembryonalen Mosaiken (Chromosomenanomalie nur in der Zellen der Amnionhülle) differenzieren zu können. In dieser Situation ist sowohl eine genetische Beratung als auch häufig eine zusätzliche invasive Diagnostik (z.B. eine Chordozentese) erforderlich.

Eine besondere Form von Mosaikbefunden ist das **parallele Auftreten von männlichen und weiblichen Zellen.** Diese Mosaikkonstellation ist in den allermeisten Fällen auf eine **Kontamination des Fruchtwassers mit mütterlichen Zellen** zurückzuführen, die bei der Punktion in das Fruchtwasser gelangen. Maternale Zellkontaminationen treten in ca. 0,5 % der Fruchtwasserzellkulturen auf.

Die Chorionzottenanalyse (CVS) wurde in Deutschland Mitte der 1980er Jahre etabliert. Der Hauptvorteil der CVS liegt darin, dass durch die frühe Eingriffsmöglichkeit die Diagnostik bereits im ersten Schwangerschaftstrimester stattfinden kann.

Konventionelle Chromosomenanalysen aus Chorionzotten

Die gewonnenen Zellen der Chorionzotten stammen alle aus dem Chorion und sind damit extraembryonalen Ursprungs. Die Zellen des **Zytotrophoblasten** haben eine spontane Teilungsaktivität und können deshalb direkt aus dem nativen Material oder besser nach einer kurzen Kulturphase (**CVS-Kurzzeitkultur**) präpariert werden. Deshalb liegen die ersten Ergebnisse einer Aneuploidiediagnostik bereits wenige Stunden nach der Biopsie vor. Aufgrund der eingeschränkten Chromosomenqualität der Direktpräparation kann hier nur eine grob strukturelle Beurteilung der Chromosomen erfolgen. Um die diagnostische Sicherheit zu erhöhen (☞ oben), wird parallel zur CVS-Kurzzeitkultur auch eine **CVS-Langzeitkultur** aus den **Zellen des mesenchymalen Kerns** angelegt. Dazu werden ebenfalls zwei unabhängige Zellkulturen angelegt (☞ auch AC). Finden sich in der Zellkultur genügend teilungsaktive Zellen, werden die Zellkulturen aufgearbeitet, und die Chromosomen werden aus den Mitosezellen präpariert. Dazu ist in der Regel eine Zellkulturdauer von 8-14 Tagen erforderlich, die auch hier mit der Anzahl der teilungsaktiven Zellen und damit in Abhängigkeit von der Schwangerschaftswoche variieren kann. Die zytogenetische Analyse der Langzeitkultur erfolgt an gebänderten Chromosomen; dabei ist auch eine genauere Strukturanalyse der Chromosomen möglich, wobei in der Regel aber nicht die Bänderungsqualität einer Chromosomenanalyse an Fruchtwasserzellen erreicht wird. Wenn sowohl die Kurzzeitkultur als auch die Langzeitkultur untersucht werden, ist die Sicherheit der Chorionzottendiagnostik in etwa vergleichbar mit der zyogenetischen Diagnostik aus Fruchtwasserzellen.

Bei **Mosaikbefunden nach CVS** ist die Prognose ob letztendlich der Fetus selbst betroffen ist, oder ob es sich nur um ein extraembyonales Mosaik handelt, vom betroffenen Gewebe und den beteiligten Chromosomen abhängig:

- Trisomie 7-Mosaike in Kurzeit- und/oder Langzeitkultur sind fast immer extraembryonal.
- Bei Trisomie 21-Mosaiken ist dagegen der Fetus sehr häufig betroffen.

Da maternale Zellen über keine spontane Teilungsaktivität verfügen, spielt die **maternale Zellkontamination** bei der CVS-Kurzzeitkultur keine Rolle, tritt jedoch in 1-1,5 % aller CVS-Langzeitkulturen auf.

Konventionelle Chromosomenanalysen aus Nabelschnurblut und anderen fetalen Zellen

Die gewonnenen Zellen im Nabelschnurblut stammen ausschließlich aus dem Mesenchym des heranwachsenden Kindes. Eine Kontamination mit mütterlichen Zellen sollte aber vor jeder genetischen Untersuchung durch entsprechende Laboruntersuchungen ausgeschlossen werden. Der Klassische Kleihauer-Betke-Test basiert auf einem peripheren Blutausstrich der Mutter, der mit einem sauren Puffer (pH3,3) behandelt wird und alles Hämoglobin außer dem resistenteren fetalen Hämoglobin (HbF) entfernt. Ein Hämoglobinfärbestoff macht rote Blutkörperchen, die fetales Hämoglobin F enthalten, pink. Der Nachweis fetaler Erythrozyten im mütterlichen Blut erfolgt heute jedoch meist mit moderneren Verfahren, die über die Durchflußzytometrie auch eine quantitative Analyse ermöglichen und besser reproduzierbar sind.

Chromosomenanalysen aus fetalen Lymphozyten erfolgen weitgehend nach Protokollen der postnatalen Lymphozytendiagnostik. Ein konventioneller Chromosomenbefund kann innerhalb von 3-4 Tagen erstellt werden. Eine FISH-Analyse an direktpräparierten Lymphozyten kann entsprechend dem Vorgehen beim pränatalen Schnelltest auch schon nach 20 bis 24 Stunden vorliegen.

Die diagnostische Sicherheit von zytogenetischen Befunden aus fetalem Blut ist jedoch eingeschränkt und muss für spezifische Fragestellungen sehr differenziert betrachtet werden. So sind nach konventionellen Chromosomenanalysen spezifische Aneuploidien wie z.B. die Trisomie 16 und das für das Pallister-Killian-Syndrom typische Isochromosom 12p fast nie nachweisbar. Auch Triploidien lassen sich im fetalen Blut nur sehr selten bestätigen.

Bei der Beurteilung von Mosaikbefunden muss zusätzlich die ontologische Herkunft der Zellen mit berücksichtigt werden. Die fetalen Lymphozyten stammen aus dem Mesoderm, während die fetalen Zellen des Fruchtwassers aus dem Ektoderm stammen. Damit können gewebespezifische Mosaike auch zu unterschiedlichen Ergebnissen im Fruchtwasser und im fetalen Blut führen. In solchen Situationen kann die genetische Analyse von anderen fetalen Zellen zusätzliche Informationen zur korrekten Einschätzung der Befunde führen. Die zytogenetische Analyse von fetalen Urinzellen oder fetalen Asziteszellen wurde in unserem Zentrum bei entsprechenden Fragestellungen bereits mehrfach erfolgreich eingesetzt (z.B. zum Nachweis einer Mosaik-Trisomie 6 und einer Mosaik-Trisomie 16). Die fetalen Urin-Zellen werden dabei durch die Punktion der fetalen Blase gewonnen und in der Zellkultur angezüchtet. Ein Teil dieser Zellen stammt wie ein Teil der Fruchtwasserzellen aus dem Ektoderm, und damit sind die Ergebnisse der Untersuchungen besser vergleichbar.

3.5.2. Molekulare Zytogenetik: FISH und Array-CGH

Neben den konventionellen zytogenetischen Methoden haben sich in den letzten 20 Jahren die molekular-zytogenetischen Methoden fest in der humangenetischen Diagnostik etabliert [7]. Durch die molekulare Zytogenetik konnte die durch konventionelle Chromosomenanalysen erreichbare methodische Auflösung um den Faktor >100 erhöht und entscheidende neue Einsichten in den molekularen Aufbau der Chromosomen ermöglicht werden. Die methodische Grundlage der molekularen Zytogenetik ist die Fluoreszenz-*in-situ*-Hybridisierung (FISH) bei der molekulargenetische und zytogenetische Methoden kombiniert werden.

Fluoreszenz-*in-situ*-Hybridisierung (FISH)

Bei der FISH werden fluoreszierende DNA-Sonden zum Nachweis von numerischen und strukturellen Chromosomenaberrationen eingesetzt. Dazu werden bekannte DNA-Sequenzen in entsprechenden Vektoren durch den Einbau von Fluorophor-konjugierten Nukleotiden markiert. Die markierte DNA-Sonde und die Ziel-DNA werden denaturiert und zusammen auf einem Objektträger bei einer spezifischen Temperatur hybridisiert. Komplementäre DNA-Sequenzen vereinigen sich, und die FISH-Sonde bindet an ihre bekannte Zielsequenz auf Metaphase-Chromosomen oder Interphase-Kernen. Nach der Hybridisierung werden unspezifisch gebundene Sequenzen durch einen stringenten Waschgang entfernt. Die Chromosomen oder Zellkerne werden dann mit einem Fluoreszenzfarbstoff (z.B. DAPI) gegengefärbt und anschließend mit einem Mittel, welches das ausbleichen verhindert (= Antifadingmittel), eingedeckt. Die Fluoreszenzsignale können dann unter einem Auflicht-Fluoreszenzmikroskop, das mit spezifischen Filtersätzen ausgestattet sein muss, dokumentiert und analysiert werden (☞ Abb. 3.9).

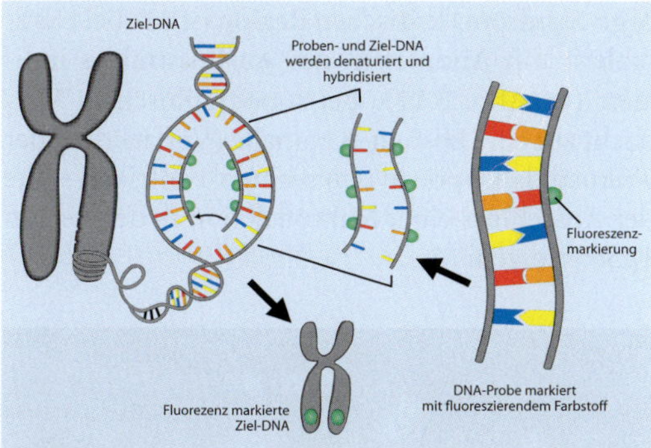

Abb. 3.9: Schematische Darstellung der Fluoreszenz-*in-situ*-Hybridisierung (FISH).

Die FISH hat dazu geführt, dass sich die diagnostische Zytogenetik entscheidend weiterentwickelt hat. Durch den Einsatz unterschiedlicher Fluorophore und entsprechenden Anregungs- und Emissionsfiltern können auch verschieden markierte DNA-Sonden gleichzeitig in der Diagnostik eingesetzt werden.

Heute wird eine große Auswahl an kommerziell verfügbaren FISH-Sonden angeboten, die für verschiedenste Untersuchungen zur Verfügung stehen. Strukturelle Chromosomenaberrationen können mit FISH-Analysen exakter abgeklärt werden. Die FISH hat im Vergleich zur konventionellen Chromosomenanalyse auch eine deutlich höhere Auflösung. Während die konventionelle Zytogenetik ihre zuverlässige Nachweisgrenze nur bis zu einer Nachweisgrenze von ca. 5 Millionen Basenpaaren (Mb) hat, liegt diese Grenze bei der FISH im Bereich von unter 100 Kilobasen (kb). Damit können mit der FISH strukturelle Aberrationen erkannt werden, die mit konventionellen Bänderungstechniken nicht mehr erfassbar sind. Somit können auch Mikrodeletionen und Mikroduplikationen zuverlässig diagnostiziert werden. Mikrodeletionen und Mikroduplikationen sind kleine DNA-Veränderungen, die unterhalb des mikroskopischen Auflösungsvermögens liegen. Die FISH machte auch den Interphase-Kern der zytogenetischen Analyse zugänglich und verbesserte damit die diagnostischen Möglichkeiten in vielen Bereichen. Im Gegensatz zur Hybridisierung auf Metaphasen, die eine Kultivierung von teilungsfähigen Zellen erforderlich macht, ermöglicht die Interphase-FISH auch die Hybridisierung von Zellkernen, die nicht teilungsaktiv sind. Diese Methodik erweiterte damit die Einsatzmöglichkeit von zytogenetischen Analysen auch in der Pränataldiagnostik erheblich [8].

Mit der Etablierung der FISH-Techniken in die pränatale Diagnostik ergab sich die Möglichkeit einer raschen Analyse ausgewählter Aneuploidien an unkultivierten Fruchtwasserzellen. Die Interphase-FISH mit kommerziell erwerblichen Son-

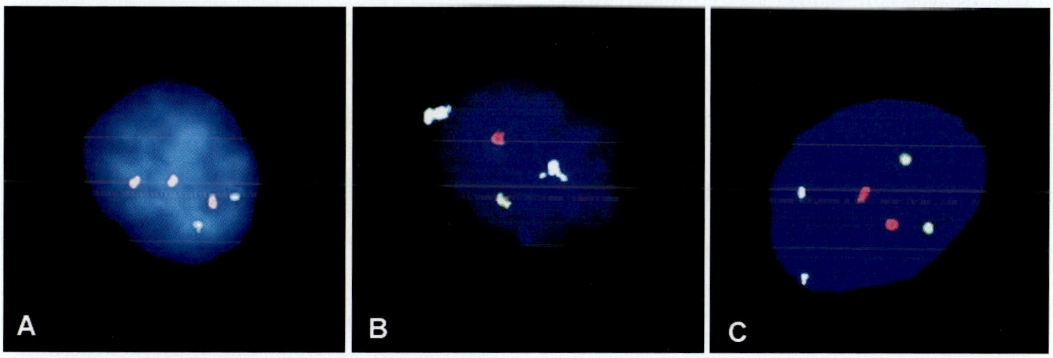

Abb. 3.10: Pränataler Schnelltest mittels FISH.
Abbildung **A** zeigt eine Fruchtwasserzelle mit zwei grünen Signalen einer lokusspezifischen Sonde auf Chromosom 13 und drei roten Signalen einer lokusspezifischen Sonde auf Chromosom 21. Dieses Ergebnis ist charakteristisch für eine Trisomie 21.
Abbildung **B** zeigt eine Fruchtwasserzelle mit einem unauffälligen männlichen Signalmuster nach Hybridisierung mit zentromer-spezifischen Sonden für die Chromosomen X (1x grün), Y (1x rot) und 18 (2x blau). Die Streuung der Zentromersonden auf den Chromosomen 18 ist gut zu sehen. Dies kann zu Problemen bei der Auswertung führen.
Abbildung **C** zeigt ein unauffälliges Signalmuster einer Fruchtwasserzelle nach Hybridisierung mit lokusspezifischen Sonden für die Chromosomen 13 (2x grün), 18 (2x blau) und 21 (2x rot). Die Chromosomen 18 zeigen hier im Gegensatz zu Abbildung B zwei deutliche gut interpretierbare Signale.

den (☞ Abb. 3.10) ermöglicht, bei Verwendung zuverlässiger Protokolle und bei Beachtung maßgeblicher Grundregeln [9], die zuverlässige Diagnostik numerischer Anomalien für eine begrenzte Anzahl von Chromosomen [10].

Fruchtwasseranalyse → Vorteil Pränataler Schnelltest	
Schnelltest	Karyotypisierung
• Präparation der Zellen 3 Stunden • FISH über Nacht • Auswertung 0,5 Stunden • **20-24 Stunden**	• Zellkultur 8-14 Tage • Chromosomenpräparation 3-4 Stunden • GTG-Banden* und Analyse 2-4 Stunden • **ca. 14 Tage**

Tab. 3.1: Zeitlicher Ablauf des pränatalen Schnelltests mittels FISH im Vergleich zur konventionellen Chromosomenanalyse.
* individuell identifizierbare Banden der Chromosomen im Karyogramm nach spezieller Färbung (*G-bands by trypsin using Giemsa*)

Dabei erfolgt vor der konventionellen Chromosomenanalyse an wenigen Millilitern Fruchtwasser eine Aneuploidie-Diagnostik für die Chromosomen 13, 18, 21, X und Y. Durch die Analyse von 30-50 Zellkernen können mit mehr als 98 % Sicherheit Aneuploidien der untersuchten Chromosomen innerhalb von weniger als 24 Stunden ausgeschlossen werden (☞ Tab. 3.1). Die 2 % methodische Unsicherheit resultiert aus Heteromorphismen oder strukturellen Besonderheiten in der Bindungsregion spezifischer Sonden oder aus speziellen Mosaikkonstellationen.

Neben dem pränatalen Schnelltest an unkultivierten Amnionzellen haben die Methoden der Fluoreszenz-*in-situ*-Hybridisierung auch die anderen diagnostischen Möglichkeiten in der pränatalen Chromosomendiagnostik entscheidend verbessert. So können mittels FISH unklare Chromosomenbefunde der konventionellen zytogenetischen Diagnostik (wie z.B. Markerchromosomen, komplexe Translokationen, Quantifizierung von Mosaiken) weiter charakterisiert werden.

Darüber hinaus kann bei spezifischen Ultraschallbefunden eine gezielte FISH-Diagnostik zum **Nachweis oder Ausschluss von Mikrodeletionen** durchgeführt werden. Eine Mikrodeletionsanalyse in der für das 22q11.2-Deletionssyndrom (DiGeorge-Syndrom) kritischen Region ist z.B. bei Herzfehlern mit Anomalien des Ausflusstraktes indiziert (☞ Abb. 3.11). Bei sonographischem Verdacht auf eine Ebstein-Anomalie (Verlagerung der Trikuspidalklappe in den rechten Ventrikel) sollte der Ausschluss einer Mikrodeletion in der Region 1p36 erfolgen.

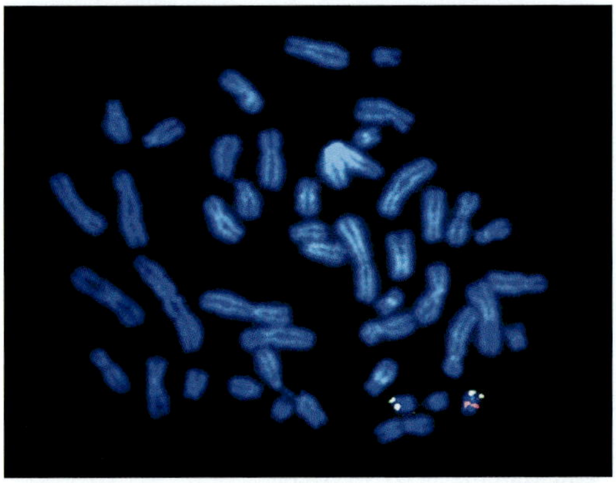

Abb. 3.11: FISH-Mikrodeletion 22q11.2. Metaphase aus Fruchtwasserzellen, die Chromosomen sind mit DAPI blau angefärbt. Die beiden Chromosomen 22 sind durch die grünen Signale erkennbar. Ein Chromosom 22 zeigt außerdem zwei rote Signale in der Region 22q11.2. Das zweite Chromosom 22 zeigt einen Verlust der roten Signale und damit eine Mikrodeletion 22q11.2.

Die entscheidenden Vorteile der FISH liegen in ihrer hohen Auflösung zur besseren Charakterisierung von sehr kleinen strukturellen Chromosomenanomalien und in der Möglichkeit der Einzelzellanalyse vor allem bei unklaren Mosaikkonstellationen nach konventioneller zytogenetischer Diagnostik. Dabei wird eine sehr hohe diagnostische Aussagekraft erreicht (>99 %).

Durch chromosomale Heteromorphimen oder spezifische strukturelle Chromosomenaberrationen können jedoch auch falsch-positive oder falsch-negative Befunde entstehen. Speziell beim pränatalen Schnelltest ist deshalb zu beachten, das die Ergebnisse immer nur einen vorläufigen Charakter haben und erst bei Vorliegen des Ergebnisses der konventionellen Chromosomenanalyse endgültig bewertet werden können.

Bei strukturellen Chromosomenaberrationen kann mit der FISH als alleinige Untersuchungsmethode nur in seltenen Fällen eine exakte Bestimmung der Chromosomenbruchpunkte erfolgen. In den meisten Fällen kann ebenfalls nicht geklärt werden ob die Umlagerung von chromosomalen Segmenten zusätzlich zu einem Zugewinn oder Verlust von Chromosomenmaterial (unbalancierter Status) führt. In diesen Situationen kann jedoch die Array-CGH entscheidende zusätzliche Informationen liefern. Deshalb sollte zum Beispiel bei pränatal diagnostizierten de novo-Translokationen immer eine Array-CGH durchgeführt werden.

Array-Comparative Genomic Hybridisation (aCGH)

Die aCGH ist eine molekular-zytogenetische Methode, bei der Verluste und Zugewinne an DNA im gesamten Genom mit einer hohen Auflösung detektiert werden. Dabei werden sowohl Aneuploidien als auch subchromosomale Veränderungen detektiert, die mit einer konventionellen Karyotypisierung nicht erkannt würden.

In der **postnatalen Zytogenetik** ist die aCGH die Methode der Wahl bei der genetischen Diagnostik

- von mental retardierten Kindern
- von Kindern mit angeborenen Fehlbildungen und
- von Kindern mit Erkrankungen aus dem Formenkreis des Autismus.

In dieser Population werden bei Patienten mit unauffälligen konventionellen Chromosomenbefunden mittels aCGH bei ca. 15 % submikroskopische krankheitsrelevante genomische Imbalancen detektiert.

Im **pränatalen Setting** erzielt die aCGH den besten klinischen Nutzen bei Feten mit strukturellen Anomalien. Hier zeigen ca. 6 % der untersuchten Feten mit unauffälligem konventionellen Chromosomensatz eine klinisch relevante submikroskopische Imbalance die durch die aCGH detektiert wird [11].

Es existieren zwei unterschiedliche technische Verfahren um eine *Microarray*-Analyse durchzuführen: die klassische aCGH und die SNP-Arrays.

Bei der klassischen aCGH (☞ Abb. 3.12a) wird eine Test-DNA mit einem Fluoreszenzfarbstoff (z.B. grün) markiert und zusammen mit einer andersfarbig fluoreszenz-markierten Referenz-DNA (z.B. rot) mit normalem DNA-Gehalt auf einen *Microarray* mit bekannten DNA-Zielsequenzen hybridisiert. Bei der Bindung auf den *Microarray* konkurrieren die Test- und die Referenz-DNA um die Bindung an die Zielsequenzen. Für die Analyse werden die relativen Fluoreszenz-Intensitäten der unterschiedlichen Farben miteinander verglichen. Bei identischen Relationen ergibt sich auf der Zielsequenz ein gelbes Fluoreszenzsignal. Ein Überschuss von spezifischen DNA-Segmenten in der Test-DNA ergibt auf der Zielsequenz ein intensiveres grünes Signal. Ein Verlust von spezifischen DNA-Segmenten in der Test-DNA ergibt dagegen auf der Zielsequenz ein intensives rotes Signal .

Bei den SNP-Arrays (☞ Abb. 3.12b) wird nur die Test-DNA auf eine entsprechende Plattform hybridisiert. Die Anwesenheit oder Abwesenheit von spezifischen SNP-Sequenzen wird dann anhand von Signalintensitäten evaluiert und ergibt so Informationen zu genomweiten Kopienzahlveränderungen. SNP-Arrays ergeben zusätzlich auch Informationen zum Ploidie- (d.h es können auch Triploidien erkannt werden) sowie zum Homozygotie-Grad (d.h. es können auch uniparentale Disomien und der Grad der Konsanguinität erkannt werden).

Mittlerweile gibt es auch Plattformen, die auf einem *Microarray* beide Verfahren kombinieren.

Zugewinne und Verluste in der Test-DNA, sogenannte Kopienzahl-Veränderungen (*Copy Number Variations* = CNV) können somit in einer hohen Auflösung zuverlässig detektiert werden. Die Auflösung ist dabei von der Anzahl der Zielsequenzen auf dem *Microarray* abhängig. Die klinische Einordnung der CNVs erfolgt mit Hilfe von Datenbanken die in die aCGH-Software integriert sind (z.B. Multifuse, Genoglyphix) oder im Internet zugänglich sind (z.B. DGV = *Database of Genomic Variants*). Balancierte Translokationen und Inversionen sowie niedrig prozentuale Mosaike können jedoch mit aCGH-Verfahren nicht detektiert werden.

Des Weiteren muss noch zwischen Arrays differenziert werden die das gesamte Genom abdecken (*Whole Genome Arrays*) oder auf spezifische Dia-

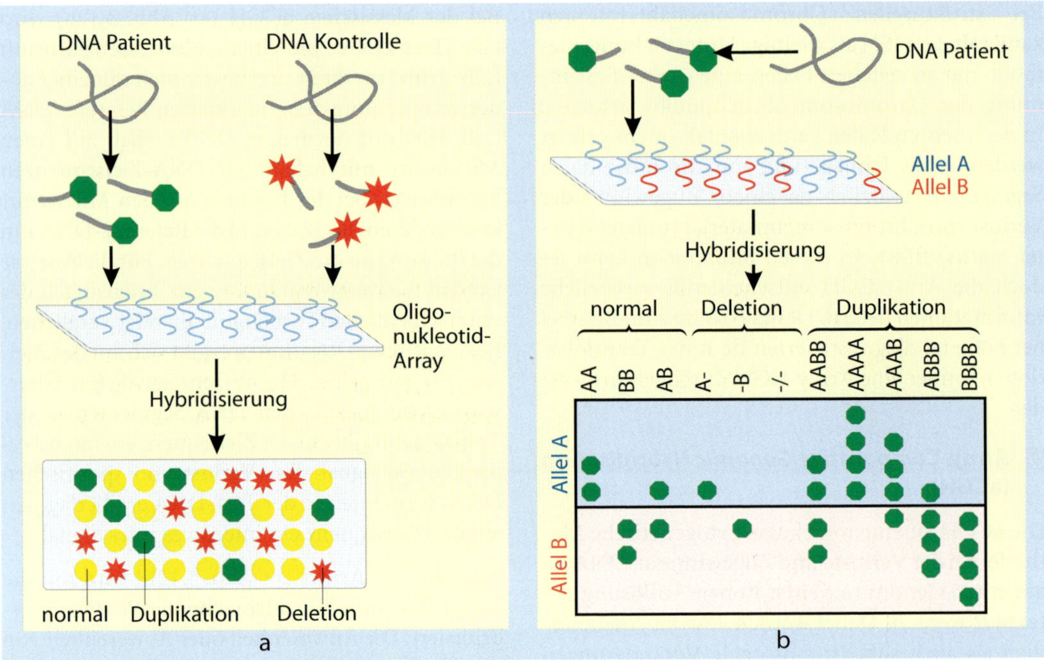

Abb. 3.12a+b: Schematische Darstellung der *Microarray*-Analyse: klassische aCGH (**a**) und SNP-Arrays (*Single Nucleotide Polymorphism*; **b**).

a: Die klassische aCGH vergleicht die Patienten-DNA mit einer Kontroll-DNA. Dabei werden zwei unterschiedlich gefärbte DNAs (Test-DNA grün und Referenz-DNA rot) gemeinsam auf einen Array hybridisiert, die dann um die Bindung an die Zielsequenzen konkurieren. Bindet nur die Referenz-DNA an die Zielsequenz (rotes Signal), dann fehlt an dieser Stelle die Test-DNA (Deletion). Bindet dagegen die Test-DNA im Überschuss (Duplikation) zeigt sich auf dem Array ein grünes Signal. Ein gelbes Signal zeigt dagegen ein ausgewogenes Verhältnis zwischen Test-DNA und Referenz-DNA an.

b: Ein SNP-Array enthält kleine DNA-Fragmente mit multiplen Allelen. Nur die Test-DNA wird auf den Array hybridisiert. Die spezifischen Allele in der Test-DNA binden an ihre korrespondierenden Sequenzen auf dem Array. Ist nur ein A-Allel oder ein B-Allel (Homozygotie AA oder BB) in der Test-DNA, bindet diese nur an das A- oder B-Allel auf dem Array. Sind sowohl ein A- und ein B-Allel in der Test-DNA (Heterozygotie AB), binden sie auch an die beiden Allele auf dem Array. Zugewinne und Verluste in der Test-DNA werden über die relative Intensität und die spezifische Verteilung der gebundenen DNA an jedem einzelnen Allel gemessen.

gnostikformate ausgerichtet sind (*Targeted Arrays*). *Targeted Arrays* sind hauptsächlich auf klinisch relevante Regionen fokusiert, was dazu führt, dass das Auftreten von klinisch unsicheren Ergebnissen reduziert wird. Unsichere Ergebnisse sind CNVs, deren klinische Signifikanz nicht eindeutig charakterisiert ist oder die mit einem variablen Phänotyp assoziiert sind (unvollständige Penetranz). Unsichere Ergebnisse sind vor allem im Kontext der pränatalen Diagnostik zu vermeiden da sie die werdenden Eltern nur unnötig beunruhigen und belasten. Regionen die mit Erkrankungen assoziiert sind die erst im Erwachsenenalter manifest werden sind aus gesetzlichen Gründen (☞ §15 GenDG) ebenfalls von der pränatalen aCGH auszuschließen [12].

Die diagnostischen Vorteile der molekularen Karyotypisierung durch *Microarrays* liegen darin, dass im Vergleich zur konventionellen Karyotypisierung eine höhere Auflösung erzielt und damit mehr Information über das Patientengenom gewonnen wird. Zusätzlich handelt es sich bei der aCGH auch um ein standardisiertes Verfahren mit einer computergestützten Analyse. Die subjektiven menschlichen Einflüsse der konventionellen Chromosomenanalyse spielen dabei keine Rolle mehr.

In der 2012 publizierten NICHD-Studie wurde die pränatale aCGH mit der traditionellen konventionellen Chromosomenanalyse verglichen [11]. Dabei zeigte sich, dass die aCGH alle klinisch signifikanten Aneuploidien und unbalancierten Translokationen genauso effektiv wie die konventionelle Chromosomenanalyse detektiert hat. In Übereinstimmung mit anderen Studien identifizierte die aCGH jedoch bei ca. 6 % der Feten mit Ultraschallauffälligkeiten und unauffälligem konventionellen Chromosomensatz zusätzliche klinisch relevante CNVs. Auch in 1,7 % der sonographisch und chromosomal unauffälligen Feten, wurden durch die aCGH zusätzliche klinisch relevante CNVs detektiert. Als problematischer Nebeneffekt wurden jedoch auch in 3,4 % der NICHD-Fälle CNVs detektiert, deren klinische Relevanz nicht eindeutig bewertet werden konnte. Dabei wurden 1,8 % als "eher klinisch unrelevant" und 1,6 % als "eher pathogen" eingestuft. Dies war darauf zurückzuführen, dass einige der detektierten CNVs nur sehr selten oder noch gar nicht in den zugänglichen Datenbanken beschrieben waren oder es sich um CNVs mit einer unvollständigen Penetranz handelte. Die Zahl dieser unklaren Ergebnisse wird sich in Zukunft jedoch reduzieren, wenn die klinischen Effekte spezifischer CNVs besser untersucht sind und die Erkenntnisse in die Datenbanken eingepflegt werden.

Die vorhandenen Möglichkeiten und Grenzen der aCGH sowie die Möglichkeit und Bedeutung von unklaren Nebenbefunden muss den werdenden Eltern im Rahmen einer **humangenetischen Beratung vor und nach jeder Untersuchung** vermittelt werden, damit sie informierte und selbstbestimmte Entscheidungen treffen können. Dabei sollten vor jeder aCGH folgende Beratungsinhalte besprochen werden:

Infobox

1. Die molekulare Karyotypisierung mittels aCGH kann die meisten klinisch relevanten Chromosomenveränderungen detektieren, die auch mit einer konventionellen Chromosomenanalyse erkannt werden. Darüber hinaus können noch zusätzliche spezifische genetische Erkrankungen detektiert werden. Es werden aber nicht alle genetischen Erkrankungen erkannt.

2. Es können dabei aber auch genetische Erkrankungen erkannt werden, deren klinische Verlaufsform stark variieren kann (von mild bis schwer) und deren klinische Prognose deshalb nicht eindeutig abzusehen ist.

3. In manchen Fällen sind zusätzliche Elternuntersuchungen erforderlich, um die klinische Signifikanz von CNVs besser einschätzen zu können.

4. SNP-Arrays können zusätzlich den Grad der Verwandschaft (eine enge Blutsverwandschaft oder Inzest) sowie eine falsche Vaterschaft erkennen.

Aufgrund der beschrieben Erkenntnisse und nach einer entsprechenden humangenetischen Beratung sollte damit der routinemäßigen Anwendung der aCGH in der Pränataldiagnostik nichts mehr im Wege stehen. Jedoch fehlen in Deutschland dazu noch entsprechende Leitlinien der gynäkologischen und humangenetischen Fachgesellschaften sowie die Abrechnungsmöglichkeiten bei den Krankenkassen (Stand Februar 2015). Eine schnelle Behebung dieser Probleme wäre im Interesse der Patienten wünschenswert, denn die *Committee Opinion* des *American College of Obstetricians and Gynecologists* befürwortet in ihrer Nummer 581 zur Verwendung von chromosomalen Mikroarray-Analysen in der Pränataldiagnostik [13] vom Dezember 2013 den Einsatz der aCGH in der Pränataldiagnostik unter folgenden Kriterien:

1. Bei Patienten, die nach einer Ultraschalluntersuchung eine oder mehrere große strukturelle fetale Fehlbildungen zeigen und bei denen eine invasive Diagnostik durchgeführt wird, ist eine pränatale aCGH empfehlenswert. Die aCGH ersetzt dabei die konventionelle Karoytypisierung.

2. Bei Patienten mit unauffälligem fetalem Ultraschallbefund, bei denen eine invasive Diagnostik durchgeführt wird, kann entweder eine konven-

tionelle Chromosomenanalyse oder eine aCGH zum Einsatz kommen.

3. Die meisten genetischen Veränderungen die mittels pränataler aCGH detektiert werden, sind nicht mit einem erhöhten mütterlichen Alter assoziiert. Daher sollte die aCGH auch Frauen unter 35 Jahren angeboten werden.

4. Bei zytogenetischen Untersuchungen von fetalem Material nach intrauterinem Fruchttod und nach Totgeburten sollte vorzugsweise die aCGH eingesetzt werden, da die Erfolgsquote und der Informationsgehalt höher einzuschätzen sind.

5. Da es noch zu wenige Erkenntnisse zu Fehlgeburten im 1. und 2. Trimenon gibt, wird momentan die aCGH in diesen Fällen nicht empfohlen.

6. Eine ausführliche humangenetische Beratung durch qualifiziertes Fachpersonal ist dabei vor und nach jeder aCGH unabdinglich, damit die Patienten informierte und selbstbestimmte Entscheidungen treffen können.

3.5.3. Molekulargenetische und biochemische Diagnostik

Molekulargenetische Analysen werden bevorzugt an Chorionzellen durchgeführt, da das Gewebe in der Frühschwangerschaft gewonnen werden kann. Ein weiterer Vorteil besteht darin, dass bei der CVS genügend Material gewonnen werden kann (10-30 mg), um daraus direkt die DNA für eine molekulargenetische Untersuchung zu isolieren. Eine Zellkultur ist dafür nicht erforderlich. Für die diagnostische Sicherheit ist dabei von Bedeutung, dass die Chorionzotten frei von mütterlichem Gewebe sind, da mütterliche DNA zu Fehlbefunden führen kann. Deshalb findet in der Regel bei jeder molekulargenetischen Untersuchung auch immer eine mütterliche Kontaminationskontrolle statt, die zusätzlich 5 ml maternales EDTA-Blut erforderlich macht.

> Hauptanwendungsgebiet der pränatalen molekulargenetischen Diagnostik ist der Ausschluss von monogenen Erbkrankheiten bei belasteter Familienanamnese.

Ausgangspunkt ist dabei die bekannte Erkrankung eines Verwandten oder die Geburt eines erkrankten Kindes. Beispiele für relevante Fragestellungen sind dabei z.B. die Zystische Fibrose, Muskeldystrophien oder eine Form der geistigen Behinderung.

Monogene Erkrankungen folgen den klassischen Erbgängen und sind auf Mutationen in einem einzelnen Gen zurückzuführen. Die meisten monogenen Erbkrankheiten sind sehr selten (Inzidenz zwischen 1 : 10.000 und 1 : 100.000). Die Erbgänge können autosomal-dominant, autosomal rezessiv, X-chromosomal oder mitochondrial sein. Momentan sind mehr als 5.000 Gene beschrieben, und von mehr als 4.000 klinischen Phänotypen ist die molekulare Basis bekannt (OMIM Stand Februar 2015) [14]. Grundsätzlich kann jede genetische Erkrankung, bei der das krankheitsverursachende Gen bereits bekannt ist, pränatal-diagnostisch analysiert werden. Eine Diagnostik ist aber nur dann medizinisch indiziert, wenn sich aus dem Ergebnis ein diagnostischer Zugewinn oder eine Handlungskonsequenz ergeben. Die möglichen Konsequenzen müssen auch hier vor jeder Diagnostik mit den Patienten im Rahmen einer genetischen Beratung besprochen werden. Bei spezifischen Erkrankungen kann dabei eine Diagnostik der möglichen Anlageträgerschaft der Eltern ausreichend sein und eine invasive Pränataldiagnostik überflüssig machen.

Bei Verwandtenehen ist generell zu berücksichtigen, dass ein erhöhtes Risiko für das Auftreten von rezessiv vererbten Erkrankungen besteht [15].

Uniparentale Disomie (UPD)-Diagnostik

> Unter einer uniparentale Disomie (UPD) versteht man das Auftreten eines Chromosomenpaares, bei dem beide homologe Chromosomen nur von einem Elternteil stammen.

UPDs können durch unterschiedliche Mechanismen entstehen (☞ Abb. 3.13).

Die UPD-Diagnostik spielt vor allem dann eine Rolle in der pränatalen Diagnostik, wenn ein Zellmosaik, eine Robertsonsche Translokation, eine parentale Translokation oder ein Markerchromosom vorliegt und die daran beteiligten Chromosomen Imprinting-Effekten, d.h. einer elterlichen genomischen Prägung, unterliegen. Dazu gehören mit Sicherheit die Chromosomen 6, 7, 11, 14 und 15. Für andere Chromosomen ist die Situation dagegen nicht zweifelsfrei geklärt [16]. UPDs von pa-

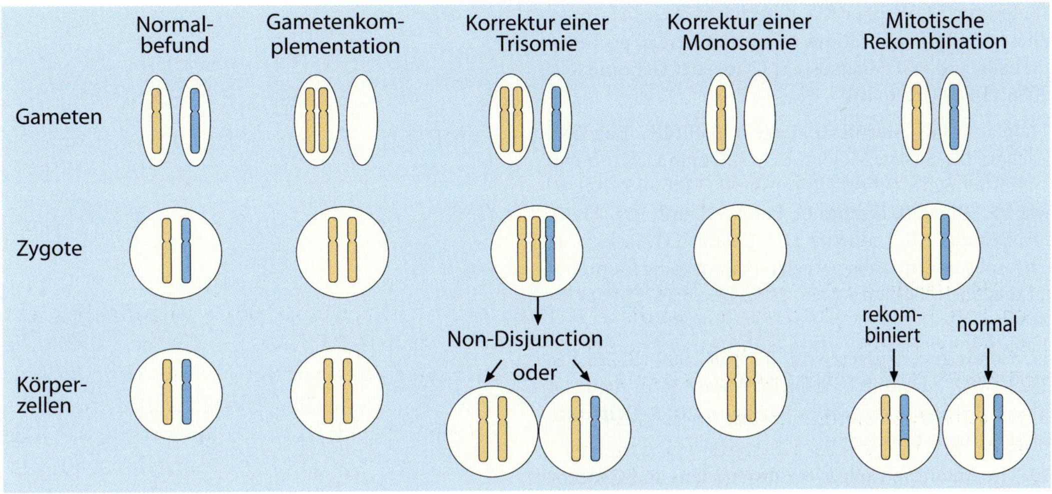

Abb. 3.13: Schematische Darstellung der Mechanismen, die zu einer uniparentalen Disomie (UPD) führen können.

rental geprägten Chromosomen führen zu klinisch relevanten Krankheitsbildern wie z.B.

- UPD7 → Silver-Russel-Syndrom
- UPD11 → Beckwith-Wiedemann-Syndrom
- UPD15 → Prader-Willi-Syndrom oder Angelman-Syndrom

Die Expression der *Imprinting*-Gene hängt davon ab, von welchem Elternteil das jeweilige Gen stammt (maternale oder paternale Prägung). Die *Imprinting*-Effekte sind auf epigenetische Veränderungen der DNA zurückzuführen. Epigenetische Veränderungen können durch chemische Modifikationen der DNA verursacht werden (z.B. Methylierung), wobei die DNA-Sequenz selbst dabei unverändert bleibt. Sind die Methylierungsstörungen der einzelnen Gene bekannt, können diese pränatal diagnostiziert werden.

Bei einem UPD-Verdacht in der Pränataldiagnostik sollte die Problematik und die möglichen Handlungsoptionen immer im Rahmen einer genetischen Beratung besprochen werden.

Biochemische Analysen werden nur noch selten eingesetzt, vor allem dann wenn die molekulargenetische Ursache einer Stoffwechselerkrankung noch nicht identifiziert ist, die krankheitsrelevanten Genprodukte (Proteine) jedoch bereits bekannt und messbar sind.

3.6. Literatur

1. Hagen A, Entezami M, Gasiorek-Wiens A, Albig M, Becker R, Knoll U, Stumm M, Wegner RD. The impact of first trimester screening and early fetal anomaly scan on invasive testing rates in women with advanced maternal age. Ultraschall Med. 2011 Jun;32(3):302-306.

2. Wegner RD und Stumm M. Zytogenetische Methoden in der Pränataldiagnostik. Medgen 2011 23:457-462

3. Stumm M und Entezami M. Pränataldiagnostik. Aktuelle medizinische Aspekte. Bundesgesundheitsblatt 2013 56:1662-1669

4. Benn P, Borrell A, Cuckle H, Dugoff L, Gross S, Johnson JA, Maymon R, Odibo A, Schielen P, Spencer K, Wright D, Yaron Y. Prenatal Detection of Down Syndrome using Massively Parallel Sequencing (MPS): a rapid response statement from a committee on behalf of the Board of the International Society for Prenatal Diagnosis, 24 October 2011. Prenat Diagn. 2012 Jan;32(1):1-2

5. Tchirikov M, Arnold C, Oshovskyy V, Heinrich UR, Thäle V. Three years' experience of using a 29-gauge atraumatic needle for amniocentesis. J Perinat Med. 2012 Feb 1;40(4):413-417

6. Hsu LY und Benn PA. Revised guidelines for the diagnosis of mosaicism in amniocytes. Prenat Diagn. 1999 Nov;19(11):1081-1082

7. Stumm M und Tönnies H. Fluorescence in situ hybridization techniques in medical diagnostics. Expert Opin Med Diagn. 2008 2(12):1381-1390

8. Westrich V und Liehr T. Molekularzytogenetische Methoden und Array-Diagnostik in der Pränatalmedizin. Medgen 2011 23:463-468

9. Leitlinien zum "Pränatalen Schnelltest". Medgen 2009 21:393-396

10. Stumm M, Wegner RD, Bloechle M, Eckel H. Interphase M-FISH applications using commercial probes in prenatal and PGD diagnostics. Cytogenet Genome Res. 2006;114(3-4):296-301

11. Wapner RJ, Martin CL, Levy B, Ballif BC, Eng CM, Zachary JM, Savage M, Platt LD, Saltzman D, Grobman WA, Klugman S, Scholl T, Simpson JL, McCall K, Aggarwal VS, Bunke B, Nahum O, Patel A, Lamb AN, Thom EA, Beaudet AL, Ledbetter DH, Shaffer LG, Jackson L. Chromosomal microarray versus karyotyping for prenatal diagnosis. N Engl J Med. 2012 Dec 6;367(23):2175-2184

12. Gendiagnostikgesetz vom 31. Juli 2009 (BGBl. I S. 2529, 3672), das durch Artikel 2 Absatz 31 u. Artikel 4 Absatz 18 des Gesetzes vom 7. August 2013 (BGBl. I S. 3154) geändert worden ist.

13. The American College of Obstetricians and Gynecologists Committee on Genetics. The use of chromosomal microarray analysis in prenatal diagnosis. Committee Opinion No. 581. American College of Obstetricians and Gynecologists. Obstet Gynecol 2013;122:1374-1377.

14. http://omim.org/statistics/entry

15. Becker R, Keller T, Wegner RD, Neitzel H, Stumm M, Knoll U, Stärk M, Fangerau H, Bittles A. Consanguinity and pregnancy outcomes in a multi-ethnic, metropolitan European population. Prenat Diagn. 2015 Jan;35(1): 81-9

16. http://www.geneimprint.com

17. Akolekar R, Beta J, Picciarelli G, Ogilvie C, D'Antonio F. Procedure-related risk of miscarriage following amniocentesis and chorionic villus sampling: a systematic review and meta-analysis. Ultrasound Obstet Gynecol. 2015 Jan;45(1):16-26.

Nichtinvasive molekulargenetische Untersuchungen

4. Nichtinvasive molekulargenetische Untersuchungen

4.1. Einleitung

Durch die Entdeckung großer Mengen fragmentierter zellfreier fetaler DNA im mütterlichen Blut und Serum [1] entwickelte sich in den letzten Jahren ein völlig neues Feld der nichtinvasiven pränatalen Untersuchungen. Durch die Isolierung und molekulargenetische Analyse dieser zellfreien fetalen DNA (cffDNA) werden genetische Tests des heranwachsenden Kindes möglich, ohne dass vorher ein invasiver Eingriff in die Fruchtblase oder das Chorion erfolgen muss.

4.2. Die zellfreie fetale DNA und die zellfreie plazentare DNA im mütterlichen Blut

Der Begriff "zellfreie fetale DNA" (cffDNA = *cell-free fetal* DNA) ist eigentlich nicht korrekt, da diese cffDNA maßgeblich aus dem Zytotrophoblasten, d.h. aus plazentaren Zellen des heranwachsenden Embryos stammt und damit definitionsgemäß extraembryonalen Ursprungs ist. Die cffDNA entsteht durch Apoptose und Nekrose dieser Trophoblastenzellen. Dabei werden sehr kurze DNA-Fragmente erzeugt, d.h. ca. 80 % der Fragmente sind kürzer als 200 Basenpaare. Die maternalen DNA-Fragmente, die sich ebenfalls im Blut der Mutter finden, sind in einer Hauptfraktion mit einer Größe von 166 Basenpaaren etwas länger als die Hauptfraktion der plazentaren Fragmente mit <150 Basenpaaren [2,3]. Die plazentaren Fragmente gelangen über die feto-maternale Transaktion im Chorion in den maternalen Blutkreislauf [4].

Der extraembryonale Ursprung der cffDNA bedeutet wiederum, dass mit genetischen Untersuchungen an dieser DNA maximal die diagnostische Sicherheit einer Chorionzottenbiopsie erreicht werden kann und fetoplazentare Diskrepanzen zu einem Prozentsatz von ca. 1-2 % zu *falsch-positiven* oder *falsch-negativen* oder – besser gesagt – zu diskordanten Ergebnissen führen können (☞ auch Kapitel 3.). Berücksichtigt man die Daten von Artan et al. [5], so liegt die Frequenz von begrenzten plazentaren Mosaiken vermutlich noch deutlich höher, nämlich im Bereich von 4,8 %.

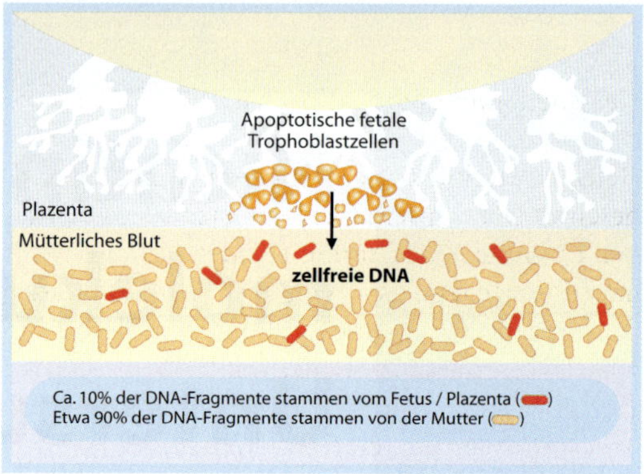

Abb. 4.1: Herkunft der zellfreien DNA (cffDNA) und Transmission ins mütterliche Blut (Quelle: LifeCodexx AG, graphisch modifiziert).

Die cffDNA ist ab der 4. bis 5. Schwangerschaftswoche im mütterlichen Blut nachweisbar und persistiert bis zum Ende der Schwangerschaft [6]. Sie kommt in allen Schwangerschaften vor [7], ist aber bedingt durch ihre kurze Halbwertszeit (ca. 16 Minuten) bereits wenige Stunden nach der Geburt nicht mehr zu detektieren [8]. Damit entsteht nicht die Problematik einer Falschdiagnose durch persistierende DNA-Fragmente einer vorangegangenen Schwangerschaft. Im maternalen Blutkreislauf liegt die cffDNA jedoch zusammen mit mütterlichen DNA-Fragmenten vor und macht dabei im mütterlichen Plasma lediglich einen durchschnittlichen Anteil von ca. 10 % aus, der aber in Abhängigkeit von unterschiedlichen Faktoren variieren kann (☞ Abb. 4.1). Je höher jedoch der Gehalt an cffDNA ist, desto zuverlässiger ist auch die Diagnostik. Das ist vor allem beim quantitativen Nachweis von Aneuploidien von großer Bedeutung.

Faktoren, die den cffDNA-Gehalt modifizieren, sind z.B. die Schwangerschaftswoche, das Gewicht bzw. der *Body Mass Index* der Schwangeren sowie die Art der Aneuploidie. Mit andauernder Schwangerschaft nimmt der Gehalt der cffDNA im mütterlichen Blut zu. Dabei liegt der Mittelwert in SSW 10+0 bis SSW 10+6 bei 10 % und steigt um

0,11 % pro Woche bis zum Ende des zweiten Trimesters [9]. Erst ab SSW 21+ steigt die cffDNA pro Woche um 1,1 %. Ein hoher mütterlicher BMI führt in der Regel zu einem niederen cffDNA-Gehalt [10-12]. So sinkt beispielsweise der durchschnittliche cffDNA-Gehalt von 11,7 % bei einer Schwangeren mit 60 kg Körpergewicht auf 3,9 % bei einer Schwangeren mit 160 kg Körpergewicht (in SSW 11+0 bis 13+6) [13].

Der Aneuploidiestatus selbst hat auch einen Effekt; so haben Trisomie 21-Schwangerschaften im Vergleich zu euploiden Schwangerschaften einen höheren cffDNA-Anteil. Schwangerschaften mit einer Trisomie 13, Trisomie 18 oder Monosomie X haben dagegen im Vergleich zu euploiden Schwangerschaften einen geringeren cffDNA-Gehalt [12]. Eine digynische Triploidie (komplett verdoppelter maternaler Chromosomensatz durch Befruchtung einer diploiden Eizelle) führt ebenfalls zu einem extrem niedrigen cffDNA-Gehalt [14].

Als weitere Modifikatoren werden in der Literatur folgende Faktoren aufgeführt: Afro-karibische Abstammung, Rauchen, erhöhte PAPP-A- und beta-HCG-Werte [13]. Für andere Faktoren wie die vergrößerte Nackenfalte, die Scheitel-Steiß-Länge oder die angewandte Konzeptionsmethode usw. konnte eine Assoziation ausgeschlossen werden [10,13]. Auch gibt es keinen Unterschied im cffDNA-Gehalt bei Patientenkollektiven, die in unterschiedliche Risikogruppen (*high-risk* oder *low-risk*), basierend auf mütterlichem Alter, einem Erst-Trimester-Screening-Ergebnis oder der Messung der Nackenfalte, eingeteilt worden sind [15].

Zellfreie fetale DNA ist auch im Urin von schwangeren Frauen nachweisbar [16]. Sie gelangt über die transrenale Exkretion aus dem Plasma in den Urin [17]. Die fetalen DNA-Fragmente sind aber sehr kurz und liegen hauptsächlich in Größen von 29 bp und 45 bp vor. Der Gehalt an cffDNA im Urin liegt dabei auch nur durchschnittlich im Bereich von 3,85 % [18]. Trotz der starken Fragmentierung könnte diese DNA ebenfalls für klinische Anwendungen eingesetzt werden, zum Beispiel zur quantitativen Bestimmung des fetalen DNA-Gehalts bei Präeklampsien oder zur rein qualitativen Diagnostik (☞ Kap. 4.3.1).

Eine korrekte genetische Diagnose an der fragmentierten fetalen DNA mit einem mütterlichen DNA-Hintergrund von ca. 90 % durchzuführen ist eine methodische Herausforderung. Die ersten genetischen Untersuchungen an der fetalen DNA fokussierten sich deshalb auch auf qualitative Parameter, d.h. auf Sequenzen des Feten, die im mütterlichen Genom nicht vorhanden sind, wie Y-chromosomale Sequenzen von männlichen Feten [1] oder Rhesus D-Sequenzen von Rhesus D-positiven Feten in Rhesus D-negativen Müttern [19].

4.3. Qualitative Untersuchungen

4.3.1. Der Nachweis Y-chromosomaler Sequenzen

Sind Y-spezifische Sequenzen im mütterlichen Blut nachweisbar, geht man davon aus, dass es sich in der vorliegenden Schwangerschaft um einen männlichen Feten handelt. Somit kann mittels dieser Sequenzen eine pränatale Geschlechtsbestimmung erfolgen. Eine medizinische Indikation einer pränatalen Geschlechtsbestimmung ist in Familien mit geschlechtsgebundenen genetischen Erkrankungen wie z.B. der Hämophilie oder der Muskeldystrophie Duchenne (DMD) gegeben [20]. Hier haben die Feten ein 50 %iges Erkrankungsrisiko, wenn die Mutter Trägerin einer entsprechenden Mutation ist. Das Erkrankungsrisiko kann dann anschließend durch einen invasiven Eingriff mittels Chorionzottenbiospie (☞ Kap. 3.2.) oder Amniozentese (☞ Kap. 3.3.) weiter abgeklärt werden. Findet man dagegen im mütterlichen Blut keine Y-spezifische Sequenzen trotz des Nachweises an kindlicher DNA, so ist davon auszugehen, dass es sich in der vorliegenden Schwangerschaft um einen weiblichen Feten handelt, der dann bei X-chromosomal rezessiven Erbgängen kein Risiko für eine schwere klinische Manifestation trägt. In diesen Fällen kann dann auf eine invasive genetische Diagnostik verzichtet werden. Als weitere klinische Anwendung wird die nichtinvasive Geschlechtsbestimmung im Rahmen der Behandlung der kongenitalen adrenalen Hyperplasie eingesetzt. Hierbei können weibliche Feten gezielt mit Corticosteroiden behandelt werden, um eine Virilisierung zu vermeiden [21]. Wird mittels nichtinvasiver Pränataldiagnostik (NIPD) ein männlicher Fetus diagnostiziert, muss die Mutter dann nicht unnötig mit Steroiden behandelt werden. Als weitere Option bietet eine nichtinvasive Geschlechtsbestimmung zusätzliche Informationen bei unklaren Ultraschallbefunden mit auffälligen fetalen Genitalien.

Die Geschlechtsbestimmung mittels cffDNA aus maternalem Blut gelingt mit einer Sicherheit von mehr als 95 % und wird seit 2009 bereits in der klinischen Routinediagnostik eingesetzt [22,23]. In Großbritannien ist die fetale Geschlechtsbestimmung mittels NIPD bereits Standard für spezifische medizinische oder genetische Indikationen [24].

4.3.2. Rhesus D-Genotypisierung

☞ hierzu auch Kap. 5.6.

RhD-negative Schwangere mit Rhesus D (RhD)-positiven Feten haben bereits während der Schwangerschaft ein erhöhtes Risiko für eine Alloimmunisierung und in der Folge für hämolytische Erkrankungen des Feten und für Fehlgeburten. Durch die prophylaktische Gabe von Anti-RhD-Immunglobulinen können diese Risiken verhindert werden. Wenn es von klinischer Relevanz ist, kann auch der fetale RhD-Status bereits pränatal bestimmt werden. Dies kann mittels fetaler Genotypisierung aus Chorionzotten oder Fruchtwasserzellen erfolgen, was dann aber vor dem invasiven Eingriff wiederum eine entsprechende Allo-Immunisierung der Mutter erfordert.

Ohne entsprechende Probleme kann der fetale RhD-Genotyp aber auch nichtinvasiv aus der cffDNA aus dem mütterlichen Blut bestimmt werden. Durch den qualitativen Nachweis mittels PCR-Elektrophorese-Protokollen, *Real-Time*-PCR-Technologien oder massenspektrometrischen Verfahren kann ähnlich wie bei der nichtinvasiven Geschlechtsbestimmung die Anwesenheit von RhD-Gensequenzen eines RhD-positiven Feten im Plasma einer RhD-negativen Frau nachgewiesen werden [19,25-27]. Eine Metaanalyse zeigte, dass nichtinvasive fetale DNA-Tests eine 95 %ige Sensitivität haben und bereits ab der 8. Schwangerschaftswoche durchgeführt werden können [28]. Nach der 16. Schwangerschaftswoche kann sogar eine Sensitivität von 99 % erreicht werden [29]. Aufgrund der hohen Sensitivität und Spezifität dieses nichtinvasiven RhD-Tests wurden entsprechende Testverfahren bereits frühzeitig in einigen Pränatalzentren in die Routinediagnostik integriert [22,30,31]. In Dänemark, Frankreich, Großbritanien, den Niederlanden und in Schweden wird die nichtinvasive RhD-Diagnostik den RhD-negativen Frauen bereits routinemäßig angeboten [32]. Eine Anti-RhD-Immunglobulin-Injektion erfolgt dann nur noch bei der Diagnose eines RhD-positiven Feten.

Die nichtinvasive fetale DNA-Diagnostik wurde ebenfalls für die Typisierung anderer feto-maternaler Inkompatibilitäten wie RhC, RhE und Kell getestet [33,34] und wird ebenfalls für die Diagnostik bei Hoch-Risiko-Schwangerschaften angeboten [35].

> Zusammenfassend kann man sagen, dass die Rhesus D-Genotypisierung und die Geschlechtsbestimmung an cffDNA aus mütterlichem Blut einen diagnostischen Standard erreicht hat und in allen Schwangerschaftstrimestern bereits zuverlässig eingesetzt werden kann.

Man spricht bei diesen Tests deshalb auch von "nichtinvasiver Pränataldiagnostik" (= NIPD). Eine Etablierung entsprechender NIPD-Assays für das Management von geschlechtsgebundenen Erkrankungen und zur Rhesus-Prophylaxe ist bereits erfolgt. Die NIPD an cffDNA kann in diesen Fällen invasive Eingriffe ersetzen und sollte daher allen schwangeren Frauen zur Verfügung stehen. Des Weiteren kann dann auch in vielen Fällen auf die Gabe von menschlichen Plasmaprodukten verzichtet werden und dadurch auch das theoretische Übertragungsrisiko von Krankheiten auf die Schwangere vermieden werden. Doch ob ein rascher Technologietransfer von der wissenschaftlichen Anwendung zur Routinediagnostik immer sinnvoll ist, sollte für alle technologischen Neuentwicklungen kritisch hinterfragt werden (☞ hierzu auch Kap. 5.6.).

4.3.3. Der Nachweis monogener Erkrankungen

> Der pränatale Nachweis monogener Veränderungen ist vor allem für Erkrankungen mit einer hohen populationsspezifischen Prävalenz von klinischer Bedeutung. Beispiele dafür sind die Thalassämien und die Zystische Fibrose.

Des Weiteren spielt die pränatale Diagnostik von seltenen monogenen Erkrankungen natürlich auch in Familien mit einer belasteten Anamnese eine wichtige Rolle.

Erste Ergebnisse einer nichtinvasiven Diagnostik von monogenen Erkrankungen mit cffDNA konzentrierten sich auf den Nachweis bzw. Ausschluss von paternal vererbten autosomal-dominanten Mutationen im maternalen Plasma. Im Jahr 2000 gelang die erste erfolgreiche nichtinvasive Diagnostik an cffDNA zum Nachweis bzw. Ausschluss einer paternal vererbten Mutation, welche die Myotone Dystrophie verursacht [36]. Weitere Publikationen beschrieben den erfolgreichen Einsatz der nichtinvasiven cffDNA-Diagnostik bei Achondroplasie [37-39], Hämoglobinopathien wie der Beta-Thalassämie [40-43] sowie der Chorea Huntington [44]. Des Weiteren wurde die cffDNA erfolgreich bei der HLA-Typisierung im Rahmen des HLA-*Matchings* zur Planung von hämatopoetischen Stammzelltransplantation für erkrankte Geschwisterkinder [45] sowie bei der nichtinvasiven Vaterschaftsdiagnostik getestet [46].

Der nichtinvasive Nachweis von autosomal-rezessiven oder maternal vererbten autosomal-dominanten Erkrankungen gestaltet sich jedoch wesentlich schwieriger, denn der alleinige Nachweis eines mutierten Allels gibt hier keinen Aufschluss über den Genotyp des Feten.

Bei autosomal-rezessiven Erkrankungen kann über den Ausschluss einer spezifischen paternal vererbten Mutation eine Erkrankung des Feten ausgeschlossen werden. Denn hat der Fetus das normale Allel des Vaters vererbt bekommen, kann das Kind nicht erkranken – egal, ob es das mutierte oder das Wildtyp-Allel der Mutter ererbt hat. Lediglich ein möglicher Überträgerstatus der maternal vererbten Mutation kann dabei nicht ausgeschlossen werden. Basierend auf dem Ausschluss paternal vererbter Mutationen erfolgten die ersten nichtinvasiven diagnostischen Untersuchungen an cffDNA für die Kongenitale Adrenale Hyperplasie (CAH) [47], die Zystische Fibrose (CF) [48] und Thalasämien [40]. Diese Methode ist jedoch nicht anwendbar, wenn Vater und Mutter dieselbe Mutation tragen. Um auch für diese Situationen ein diagnostisches Mittel zur Verfügung zu haben, etablierte die Arbeitsgruppe von Chiu und Lo das RMD-Verfahren. RMD bedeutet *Relative Mutation Dosage*; hierbei wird der relative Gehalt des mutierten und des normalen Allels eines spezifischen Gens quantitativ erfasst und verglichen [49]. Die RMD basiert auf der Methode der digitalen PCR, bei der hunderte bis tausende amplifizierter DNA-Moleküle auf Einzelmolekül-Konzentrationen verdünnt und anschließend gezählt werden. Durch den Vergleich der relativen Anzahl der Einzelmoleküle wird eine quantitative Analyse von mutierten und nichtmutierten Allelen im mütterlichen Plasma möglich. Ist eine Frau heterozygote Trägerin einer rezessiven Mutation und trägt der Fetus dieselbe Mutation im heterozygoten Status, dann ist der Anteil mutierter und nichtmutierter Sequenzen gleich groß. Ist der Fetus jedoch homozygoter Träger dieser Mutation, finden sich proportional mehr mutierte als nichtmutierte Sequenzen im mütterlichen Plasma. Entsprechend finden sich bei einem homozygot-normalen Feten proportional mehr nichtmutierte Sequenzen im mütterlichen Plasma (☞ Abb. 4.2). Mit der Entwicklung des RMD-Verfahrens ist es damit auch möglich, eine maternal vererbte autosomal-dominante Mutation nichtinvasiv zu diagnostizieren. Mittels RMD konnte so die Vererbung von maternalen Mutationen bei Thalasämie, Hämoglobinopathien und Hämophilie diagnostiziert werden [49,50].

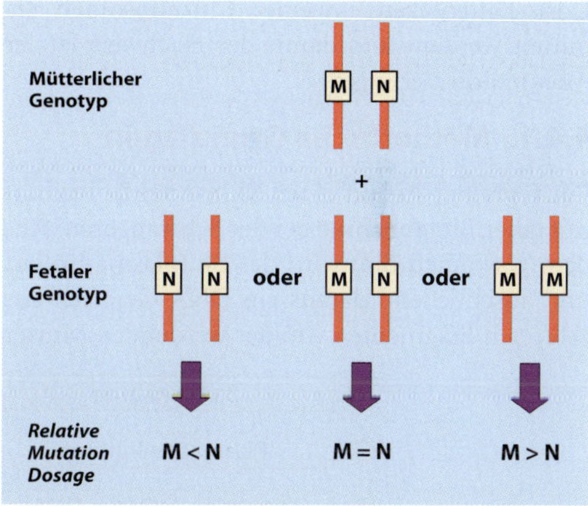

Abb. 4.2: Prinzip des RMD-Verfahrens. Weitere Details ☞ im Text darüber.

2010 gelang es der Arbeitsgruppe von Lo erstmals, das gesamte Genom eines Feten aus der cffDNA aus maternalem Blut darzustellen und mit Hilfe der elterlichen Haplotypen eine Thalassämie-Diagnostik durchzuführen [51]. Dieser Arbeit folgten drei weitere Publikationen, die ebenfalls das Ziel hatten, das komplette fetale Genom aus cffDNA darzustellen [52-54]. Der Arbeitsgruppe von Chen gelang es dabei, eine diagnostische Genauigkeit zu erreichen, mit der man 96,65 % der 7.895 pathogenen Erkrankungen, die in ihrem Vererbungsmuster den Mendelschen Regeln folgen, nachweisen kann.

Zusammenfassend ergibt sich damit die Erkenntnis, dass mit Hilfe der neuen molekulargenetischen Technologien zukünftig jede beliebige monogene Erkrankung mittels nichtinvasiver cffDNA-Analyse diagnostiziert werden kann.

4.4. Quantitative Untersuchungen mittels Sequenzierung

Neue Verfahren mit modernen Sequenziermethoden der nächsten Generation (*Next Generation Sequencing* = NGS) ermöglichen in der Zwischenzeit auch eine zuverlässige quantitative Analyse von Aneuploidien an der cffDNA aus mütterlichem Blut. Dabei werden Millionen amplifizierte genomische Fragmente parallel sequenziert (*Massively Parallel Sequencing* = MPS). Mit Hilfe bioinformatischer Algorithmen können anschließend Dosis-Differenzen einzelner Chromosomen ermittelt werden, und damit der Nachweis fetaler Aneuploidien erfolgen.

4.4.1. Methodische Grundlagen

Ein typischer Ablauf einer NGS-Analyse beginnt mit einer Blutabnahme bei der Schwangeren. Aus dem gewonnen Blut wird das Blutplasma isoliert und anschließend daraus ein DNA-Gemisch aus zellfreien Fragmenten von der werdenden Mutter und dem Feten extrahiert. Ist der Anteil an cffDNA ausreichend (>4 % bei Einlingsschwangerschaften bzw. >8 % bei Mehrlingsschwangerschaften), bildet dieses DNA-Gemisch die Grundlage für die Erstellung einer sogenannten genomischen Bibliothek, die abschließend mittels NGS und bioinformatischen Auswertungen entschlüsselt wird (☞ Abb. 4.3).

Die bioinformatische Auswertung ermöglicht den Nachweis von spezifischen Chromosomenstörungen. Dazu werden zunächst die erhaltenen Sequenzen (*reads*) nach definierten Qualitätskriterien aussortiert und den entsprechenden Chromosomen zugeordnet (☞ Abb. 4.4). Dann wird zum Beispiel die Menge des vorliegenden Erbmaterials für das Chromosom 21 bestimmt.

Die Menge des prozentualen Anteils des zu untersuchenden Chromosoms im Verhältnis zu allen gefundenen Sequenzen, die die Qualitätskriterien erfüllen, wird als *Chromosomale Repräsentation* in Prozent angegeben. Im euploiden Status sind dies für das Chromosom 21 ca. 1,26 %. Bei einer Trisomie 21 sind es dagegen ca. 1,32 % (☞ Abb. 4.5). Das bedeutet, dass der Unterschied zwischen einem euploiden und einem trisomen Chromosomenstatus lediglich 0,06 % beträgt.

Mit Hilfe eines bioinformatischen Algorithmus wird anschließend berechnet, ob die vorliegende Menge der spezifischen chromosomalen DNA den Normbereich überschreitet, der bei einem euploiden Chromosomensatz gefunden wird. Dieser Normbereich ist in Form einer Gauß'schen Verteilungskurve darstellbar (☞ Abb. 4.6).

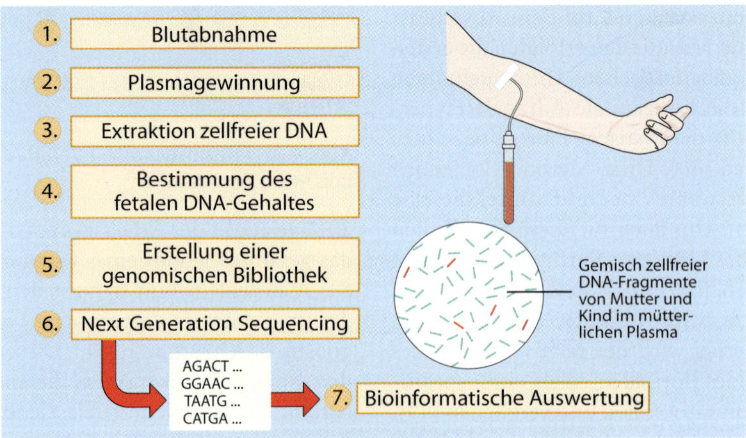

Abb. 4.3: Schematische Darstellung des typischen Ablaufs einer NGS-Analyse.

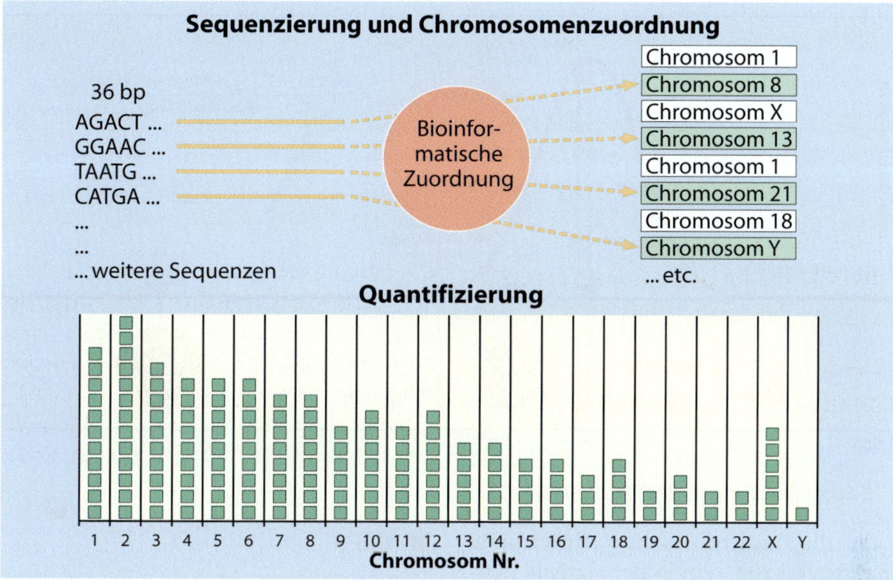

Abb. 4.4: Schematische Darstellung der Sequenzierung und Chromosomenzuordnung (**oben**) sowie der Quantifizierung (**unten**).

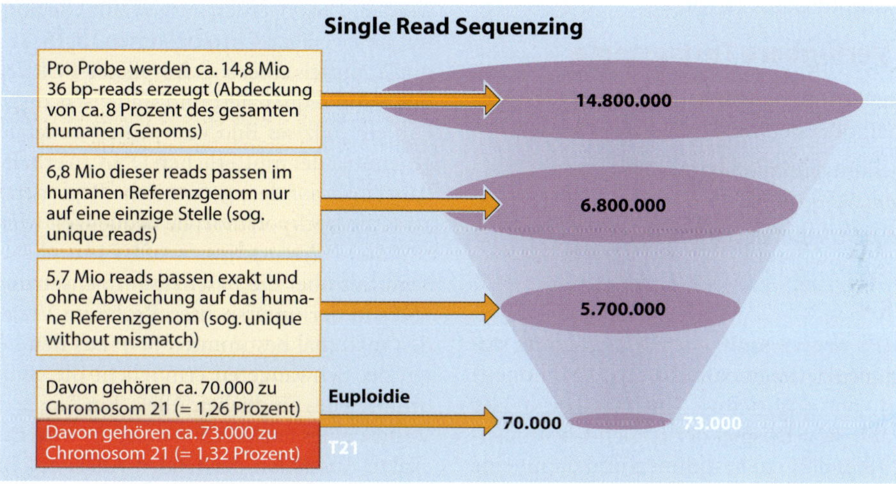

Abb. 4.5: Schematische Darstellung des Sortierens der erhaltenen Sequenzen.

Für die untersuchte Probe wird dann ein statistischer Wert, der sogenannte *Z-Score* errechnet. Der *Z-Score* ist ein Maß dafür, wie weit der aus der betreffenden Probe ermittelte Anteil an chromosomenspezifischen Sequenzen vom Median eines Referenzsets von Proben, bezogen auf die mittlere absolute Abweichung (*Median Absolute Deviation*, MAD) des Referenzsets, entfernt liegt (Beispiel Trisomie 21 ☞ Abb. 4.6).

Der *Z-Score* wird nach folgender Formel berechnet:

$$z(Chr\ n)_{Probe} = \frac{\%(Chr\ n)_{Probe} - Median(Chr\ n)_{Referenz}}{MAD(Chr\ n)_{Referenz}}$$

Z-Scores kleiner als 3 werden typischerweise bei Schwangerschaften ohne fetale Trisomie 21 gefunden. *Z-Scores* ≥3 weisen in der Regel auf das Vorliegen einer Trisomie 21 hin. Hier übersteigt der Abstand zwischen dem für die vorliegende Probe gemessenen Wert und dem Median des Referenzsets,

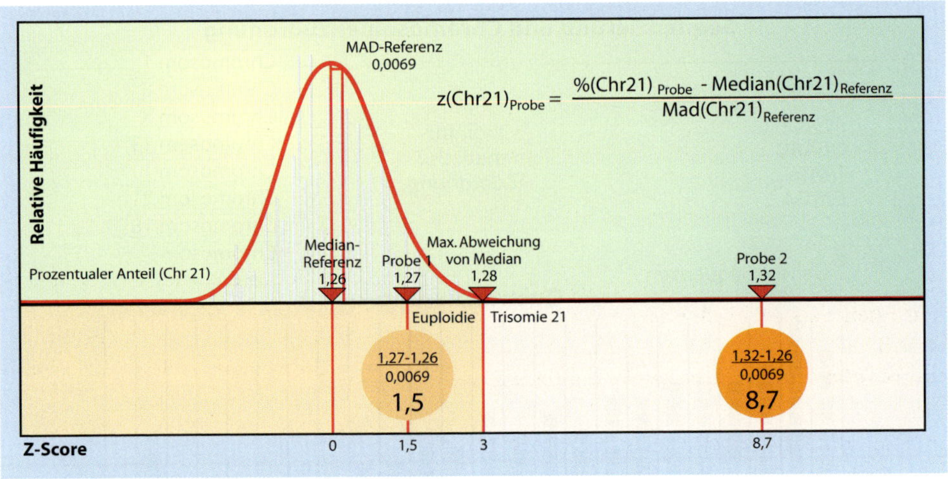

Abb. 4.6: *Z-Score* Berechnung des Chromosoms 21.

bezogen auf die mittlere absolute Abweichung (MAD) des Referenzsets, ein in der Statistik definiertes Normmaß von drei Abweichungen, und es liegt damit eine quantitativ auffällige Repräsentation des Chromosoms 21 vor.

4.4.2. Verfügbare Testsysteme

Grundsätzlich muss man zwischen zwei verschiedenen methodischen Ansätzen unterscheiden:

- dem gesamtgenomischen Ansatz (*random MPS* = rMPS) und
- den sequenzspezifischen Analysen (*targeted MPS* = tMPS).

rMPS

Beim rMPS werden sämtliche zur Verfügung stehende Sequenzierfragmente (10 bis 20 Millionen) analysiert, um quantitative Unterschiede in der Kopienzahl, zum Beispiel der fetalen Chromosomen 13, 18 und 21, zu bestimmen und damit eine fetale Aneuploidie zu detektieren. Diese Methode wurde von allen Methoden bislang am eingehendsten validiert (☞ Tab. 4.1). Dieses Verfahren erfasst das gesamte Genom und hat damit auch das direkte methodische Potential für weitere Entwicklungen, z.B.

- zum Nachweis eines größeren Spektrums an Aneuploidien [55,56]
- zum Nachweis von Mikrodeletionen [56-62]

bis hin zu

- einer gesamtgenomischen molekularen Karyotypisierung [63,64].

tMPS

Demgegenüber steht das tMPS, bei dem nur bestimmte, vorab definierte genomische Regionen auf einzelnen Chromosomen gezielt untersucht werden. Dazu werden ausgewählte Regionen, z.B. für die jeweiligen Chromosomen 13, 18, 21 sowie X und Y, mittels einer sog. Amplicon-PCR vervielfältigt, dann sequenziert und statistisch ausgewertet. Um ein präzises Bild vom Anteil an fetaler DNA gegenüber der mütterlichen DNA zu erhalten, sind dabei insbesondere genomische Regionen interessant, die hochpolymorphe Sequenzen (*Single Nucleotide Polymorphism* = SNP) umfassen. Die Kenntnis über die Basenzusammensetzung dieser SNPs in der untersuchten Probe im Vergleich zu den maternal bestimmten SNP aus den Leukozyten der Schwangeren ermöglicht die genaue Zuordnung des kindlichen Allels. Ein Zugewinn oder Verlust eines fetalen Chromosoms wird durch das exakte Auszählen der fetalen Allele auf Basis der SNPs im Vergleich zu den diploid vorliegenden Chromosomenbereichen leicht ermöglicht. Bei dieser Methode sind damit keine Referenzwerte erforderlich, und es können auch Triploidien und Mikrodeletionen detektiert werden [14]. Diese SNP-basierte Methoden nutzen neben der zellfreien DNA mütterliche Leukozyten-DNA sowie bei Bedarf auch väterliche DNA eines Wangenhautabstrichs. Die Einbeziehung der väterlichen DNA reduziert dabei einerseits die Fehlerrate des Tests, kann aber andererseits juristische Probleme aufwerfen (indirekter Nachweis der Vaterschaft).

4.4.3. Studiendaten

Die ersten beiden Publikationen zur molekulargenetischen nichtinvasiven pränatalen Diagnostik von Aneuploidien aus mütterlichem Blut wurden im Jahr 2008 durch die Arbeitsgruppen von Steven Quake und Denis Lo [65,66] veröffentlicht. Dabei gelang der erste Nachweis mittels MPS für die Trisomien 13, 18 und 21.

Es folgten verschiedene weitere Kohortenstudien, die bekräftigten, dass der Nachweis von Aneuploidien an cffDNA aus mütterlichem Blut mittels MPS ein robustes und zuverlässiges Verfahren ist [67].

Erste größere klinische Studien an Patientenkollektiven mit einem hohen Aneuploidierisiko zeigten gute Detektionsraten und sehr wenig falsch-positive Befunde für den Nachweis der Trisomien 13, 18 und 21 (☞ Tab. 4.1). Die Sensitivitäten und Spezifitäten sind jedoch nicht für alle drei Chromosomen gleich, da der spezifische GC-Gehalt der einzelnen Chromosomen bei der Amplifikation der DNA zu einem Ungleichgewicht führt, welches Konsequenzen auf die Testgenauigkeit hat [70]. Durch bestimmte Algorithmen bei der bioinformatischen Analyse kann diesem Effekt aber entgegengewirkt werden [67,70,83,84].

Unterschiedliche Studien mit Patienten aus Risiko- und Normalkollektiven berichten über eine Sensitivität von 98,6 % bis 100 % und eine Spezifität von 97,9 % bis 100 % beim Nachweis der Trisomie 21 (☞ Tab. 4.1).

Im Vergleich der unterschiedlichen Testparameter ist der nichtinvasive molekulargenetische Test (NIPT) mit einer Testsensitivität von >99 % und einer Falsch-Positiv-Rate von ca. 0,1 % damit sehr viel effizienter als andere nichtinvasive Testverfahren (☞ Tab. 4.2).

Testparameter	Sensitivität	Spezifität
Mütterliches Alter	ca. 50 %	ca. 25 %
Triple-Test	ca. 58 %	ca. 97 %
Quadruple-Test	ca. 64 %	ca. 97 %
Kombiniertes ETS	ca. 86 %	ca. 97 %
NIPT	> 99 %	ca. 99,9 %

Tab. 4.2: Sensitivität und Spezifität verschiedener Testparameter. **ETS**: Ersttrimester-Screening.

Studie	Patienten-kollektiv	Methode	Detektionsrate → Sensitivität %	Falsch-positive → Spezifität %
Chiu 2011 [68]	Risiko	rMPS	86/86 → 100 %	3/146 → 97,95 %
Ehrich 2011 [69]	Risiko	rMPS	39/39 → 100 %	1/410 → 99,76 %
Palomaki 2011und 2012 [10,70]	Risiko	rMPS	209/212 → 99,2 %	3/1.471 → 99,80 %
Ashoor 2012 und 2013 [11,13]	Risiko	tMPS	50/50 → 100 %	0/297 → 100 %
Bianchi 2012 [55]	Risiko	rMPS	89/90 → 98,9 %	0/410 → 100 %
Norton 2012 [71]	Risiko	tMPS	81/81 → 100	1/2.888 → 99,97 %
Liang 2013 [63]	Risiko	rMPS/WG	40/40 → 100 %	0/372 → 100 %
Nicolaides 2013 [72]	Risiko	SNP	25/25 → 100 %	0/204 → 100 %
Stumm 2014 [73]	Risiko	rMPS	39/40 → 97,5 %	0/450 → 100 %
Verweij 2013 [74]	Risiko	tMPS	17/18 → 94,4 %	0/486 → 100 %
Jiang 2012 [75]	Risiko und Normal	rMPS	16/16 → 100 %	0/887 → 100 %
Pergament 2014 [76]	Risiko und Normal	SNP	58/58 → 100 %	0/905 → 100 %
Dan 2012 [77]	Normal	rMPS	139/139 → 100 %	1/2.820 → 99,97 %
Nicolaides 2012 [78]	Normal	tMPS	8/8 → 100 %	0/1.939 → 100 %
Fairbrother 2013 [79]	Normal	tMPS	-	0/284 → 100 %
Gil 2013 [80]	Normal	tMPS	11/11 → 100 %	0/946 → 100 %
Song 2013 [81]	Normal	rMPS	8/8 → 100 %	0/1.733 → 100 %
Bianchi 2014 [82]	Normal	rMPS	5/5 → 100 %	6/1.909 → 99,69 %

Tab. 4.1: Unterschiedliche Studien zur Aneuploidie-Diagnostik mit Patienten aus Risiko- und Normalkollektiven zum Nachweis der Trisomie 21. **rMPS**: *random Massively Parallel Sequencing*; **tMPS**: *targeted Massively Parallel Sequencing*; **SNP**: *Single Nucleotide Polymorphism*; **WG**: *Whole Genome Shotgun Sequencing.*

Studie	Patienten-kollektiv	Methode	Detektionsrate → Sensitivität %	Falsch-positive → Spezifität %
Palomaki 2011 und 2012 [10,70]	Risiko	rMPS	59/59 → 100 %	5/1.688 → 99,70 %
Ashoor 2012 und 2013 [11,13]	Risiko	tMPS	49/50 → 98,0 %	0/297 → 100 %
Bianchi 2012 [55]	Risiko	rMPS	35/38 → 92,1 %	0/463 → 100 %
Norton 2012 [71	Risiko	tMPS	37/38 → 97,4 %	2/2.888 → 99,94 %
Liang 2013 [63]	Risiko	rMPS/WG	14/14 → 100 %	0/372 → 100 %
Nicolaides 2013 [72]	Risiko	SNP	3/3 → 100 %	0/226 → 100 %
Stumm 2014 [73]	Risiko	rMPS	8/8 → 100 %	1/472 → 97,90 %
Jiang 2012 [75]	Risiko und Normal	rMPS	12/12 → 100 %	1/891 → 99,9 %
Pergament 2014 [76]	Risiko und Normal	SNP	24/25 → 96 %	1/939 → 98,90 %
an 2012 [77]	Normal	rMPS	41/41 → 100 %	1/2.820 → 99,97 %
Nicolaides 2012 [78]	Normal	tMPS	2/2 → 100 %	2/1.929 → 99,90 %
Fairbrother 2013 [79]	Normal	tMPS	-	0/284 → 100 %
Gil 2013 [80]	Normal	tMPS	5/5 → 100 %	1/952 → 98,9 %
Song 2013 [81]	Normal	rMPS	2/2 → 100 %	1/1.739 → 99,99 %
Bianchi 2014 [82]	Normal	rMPS	2/2 → 100 %	3/1.905 → 98,40 %

Tab. 4.3: Unterschiedliche Studien zur Aneuploidie-Diagnostik mit Patienten aus Risiko- und Normalkollektiven zum Nachweis der Trisomie 18. **rMPS**: *random Massively Parallel Sequencing*; **tMPS**: *targeted Massively Parallel Sequencing*; **SNP**: *Single Nucleotide Polymorphism*; **WG**: *Whole Genome Shotgun Sequencing*.

Studie	Patienten-kollektiv	Methode	Detektionsrate → Sensitivität %	Falsch-positive → Spezifität %
Palomaki 2011und 2012 [10,70]	Risiko	rMPS	11/12 → 91,70 %	16/1688 → 99,05 %
Ashoor 2012 und 2013 [11,13]	Risiko	tMPS	8/10 → 80 %	2/1939 → 99,95 %
Bianchi 2012 [55]	Risiko	rMPS	11/14 → 78,60 %	0/488 → 100 %
Liang 2013 [63]	Risiko	rMPS/WG	4/4 → 100 %	1/408 → 99,75 %
Nicolaides 2013 [72]	Risiko	SNP	1/1 → 100 %	0/228 → 100 %
Stumm 2014 [73]	Risiko	rMPS	5/5 → 100 %	0/472 → 100 %
Jiang 2012 [75]	Risiko und Normal	rMPS	2/2 → 100 %	0/901 → 100 %
Pergament 2014 [76]	Risiko und Normal	SNP	12/12 → 100 %	0/953 → 100 %
Fairbrother 2013 [79]	Normal	tMPS	-	0/284 → 100 %
Gil 2013 [80]	Normal	tMPS	1/1 → 100 %	0/956 → 100 %
Song 2013 [81]	Normal	rMPS	1/1 → 100 %	0/1740 → 100 %
Bianchi 2014 [82]	Normal	rMPS	1/1 → 100 %	1/899 → 98,99 %

Tab. 4.4: Unterschiedliche Studien zur Aneuploidie-Diagnostik mit Patienten aus Risiko- und Normalkollektiven zum Nachweis der Trisomie 13. **rMPS**: *random Massively Parallel Sequencing*; **tMPS**: *targeted Massively Parallel Sequencing*; **SNP**: *Single Nucleotide Polymorphism*; **WG**: *Whole Genome Shotgun Sequencing*.

Die Testsensitivität für die Trisomie 18 liegt ebenfalls im Bereich von ca. 98 % bei einer Falsch-Positiv-Rate von <0,1 % (☞ Tab. 4.3).

Für die Trisomie 13 wird aber nur eine Testsensitivität im Bereich von ca. 90 % erreicht bei einer Falsch-Positiv-Rate von >0,1 % (☞ Tab. 4.4).

Mehrere Metaanalysen [85-88] konnten in der Zwischenzeit zeigen, dass das Aneuploidie-Screening mittels NIPT in Risikokollektiven bei Schwangerschaften mit einem Embryo sehr zuverlässig funktioniert. Die Detektionsraten für die Trisomien 21, 13 und 18 liegen bei jeweils >99 %, 98 % und 99 %. Die kombinierte Sensitivität liegt bei über 99 % und die kombinierte Falsch-Positiv-Rate liegt dabei im Bereich von ca. 0,1 %.

Eine genaue Kalkulation der Zuverlässigkeit für das Aneuploidie-Screening mittels NIPT von Geschlechtschromosomen und von Zwillingsschwangerschaften ist jedoch auf Grund der geringen Fallzahlen nach wie vor nicht möglich.

Nach Einschätzungen von verschiedenen internationalen Fachgesellschaften erreicht damit die nichtinvasive Aneuploidiediagnostik an cffDNA aus mütterlichem Blut aber immer noch nicht die Genauigkeit, um als diagnostisches Verfahren anerkannt zu werden, und wird deshalb nur als Test definiert (*Non-Invasive Prenatal Test* = NIPT). Auffällige Testergebnisse sollten deshalb auch immer durch eine invasive Diagnostik bestätigt werden [89].

4.4.4. Kommerzielle Testsysteme

Der erste kommerziell erhältliche NIPT "MaterniT21" wurde 2011 durch die Firma Sequenom in den USA angeboten. Die Firmen Sequenom und Illumina sind Inhaber von Exklusivlizenzen zur "Nichtinvasiven Pränataldiagnostik". Weitere NIPT mit dem Schwerpunkt im Nachweis der Trisomie 21 folgten als Angebot unterschiedlicher Firmen (Illumina, Ariosa Diagnostics, BGI, LifeCodexx AG, Natera), die zwischenzeitlich ein nahezu weltweites NIPT-Angebot ermöglichen. Als erster europäischer NIPT-Anbieter hat die Firma LifeCodexx AG im Jahr 2012 den "PraenaTest®" auf den Markt gebracht. Basis dafür war die Lizensierung der Schlüsselpatente für NIPT nach Verhandlungen mit Sequenom. Seine zugrunde liegende bioinformatische Datenanalyse-Software ist nach der *In-Vitro Diagnostics Directive* 98/79/EG der Europäischen Union CE-gekennzeichnet. Nach dem erfolgreichen Start der NIPT-Tests für die Bestimmung einer Trisomie 21 sind zwischenzeitlich sämtliche Tests verbessert worden und bieten auch den Nachweis weiterer Chromosomenstörungen an.

4.4.5. Klinische Anwendungen

Durch die Markteinführungen der vielen kommerziellen Anbieter sind die NIPT-Verfahren mittlerweile nahezu auf dem gesamten Globus verfügbar und werden immer häufiger in der Routinediagnostik eingesetzt. In den USA wurden im Jahr 2013 (ca. 4,3 Mio. Geburten) mehr als 500.000 NIPTs bei Frauen mit einem erhöhten Aneuploidie-Risiko durchgeführt, und die Tendenz ist weiter steigend. Zunehmend wird NIPT aber auch bei Schwangeren mit niedrigem Risiko angewendet, da Studien eine weitaus höhere Sensitivität und Spezifität im Vergleich zum *Combined Test* zeigten [90,91] und NIPT in Kombination mit einer Ultraschalluntersuchung Erkennungsraten von >99 % für die Trisomie 21 bei einer Falsch-Positiv-Rate von <0,1 % verspricht [85]. Daher empfehlen neuere Arbeiten NIPT als primäres Screening für eine fetale Trisomie 21 bei schwangeren Frauen jeden Alters und Risikos [92].

Dennoch muss berücksichtigt werden, dass die Ausfallquote der NIPT im Vergleich zum Ersttrimester-Screening und zu zytogenetischen Analysen nach invasiven Eingriffen mit einer Rate von ungefähr 2 % relativ hoch ist. Die häufigste Ursache ist dabei eine zu niedrige Fraktion an cffDNA im mütterlichen Blut. Faktoren, die die cffDNA-Fraktion maßgeblich beeinflussen, sind das Schwangerschaftsalter, das maternale Gewicht und wahrscheinlich auch das Plazentavolumen. Ist die cffDNA-Fraktion zu niedrig, um einen NIPT durchzuführen, kann in manchen Fällen eine wiederholte Blutentnahme in einer höheren Schwangerschaftswoche zu einem erfolgreichen Testergebnis führen. In einigen Fällen bleibt die cffDNA-Fraktion aber auch nach mehrmaliger Blutentnahme zu gering, um einen NIPT durchführen zu können. In diesen Fällen sollte stets auch über eine invasive Diagnostik nachgedacht werden, da eine niedrige cffDNA-Fraktion auch häufiger bei Schwangerschaften mit einer Trisomie 13, einer Trisomie 18, einer Monosomie X oder bei digynischen Triploidien beschrieben wird.

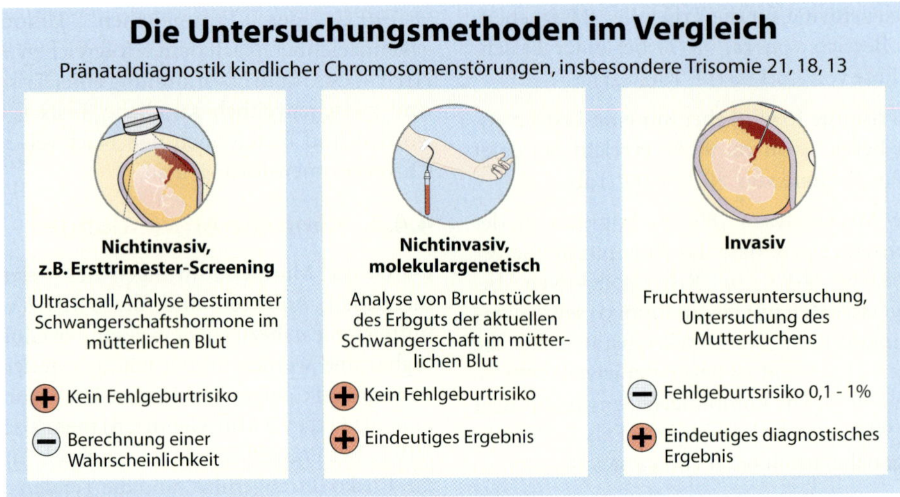
Die Untersuchungsmethoden im Vergleich
Pränataldiagnostik kindlicher Chromosomenstörungen, insbesondere Trisomie 21, 18, 13
Nichtinvasiv,
z.B. Ersttrimester-Screening
Ultraschall, Analyse bestimmter Schwangerschaftshormone im mütterlichen Blut
Kein Fehlgeburtrisiko
Berechnung einer Wahrscheinlichkeit
Nichtinvasiv,
molekulargenetisch
Analyse von Bruchstücken des Erbguts der aktuellen Schwangerschaft im mütterlichen Blut
Kein Fehlgeburtrisiko
Eindeutiges Ergebnis
Invasiv
Fruchtwasseruntersuchung, Untersuchung des Mutterkuchens
Fehlgeburtsrisiko 0,1 - 1%
Eindeutiges diagnostisches Ergebnis

Abb. 4.7: Vor und Nachteile der drei Untersuchungsmethoden "nichtinvasive", "nichtinvasive molekulargenetische" und "invasive" Testverfahren.

4.4.6. Methodische Grenzen der NIPT

Im Zuge einer vermehrten Anwendung in der Routine wird auch immer wieder über diskordante Ergebnisse, sog. "*falsch-negative*" und "*falsch-positive*" Testresultate berichtet, und somit werden auch die Anwendungsgrenzen von NIPTs aufgezeigt.

Eine mögliche Ursache für falsche Ergebnisse können z.B. eine zu niedrige cffDNA-Fraktion oder eine zu geringe Sequenziertiefe sein.

> Als häufigste Fehlerquelle wird über plazentabegrenzte Mosaike (*Confined Placenta Mosaicism*; CPM) berichtet, die zu fetoplazentaren Diskordanzen führen und deshalb für die korrekte Beurteilung von NIPT-Ergebnissen eine sehr wichtige Rolle spielen.

Wie bereits in diesem Kapitel erwähnt, ist dabei immer zu berücksichtigen, dass die sogenannte zellfreie fetale DNA aus der Plazenta stammt und deshalb entsprechend der Situation bei der Chorionzottendiagnostik (☞ Kap. 3.2.) nicht immer den fetalen Chromosomensatz repräsentiert. Deshalb sollten alle auffälligen Befunde der nichtinvasiven pränatalen Diagnostik aus cffDNA durch eine Amniozentese bestätigt werden. Eine Chorionzottenbiopsie ist dabei nicht zu empfehlen, da diese ja zum selben diskrepanten Ergebnis führen könnte. Bei NIPT scheinen auch mehr CPMs detektiert zu werden als bei der CVS. Daraus lässt sich die Hypothese ableiten, dass die NIPT-Verfahren die CPM mit höherer Sensitivität detektieren als die CVS und damit nach NIPT auch häufiger mit problematischen "falsch-positiven" bzw. "falsch-negativen" Ergebnissen zu rechnen ist [93-95].

Auch ein abnormaler Karyotyp der werdenden Mutter (z.B. durch Tumorerkrankungen oder durch ein somatisches Mosaik) kann das NIPT-Ergebnis verfälschen; genauso wie auch das Vorliegen eines sogenannten *Vanishing Twins*. Durch eine nicht erkannte und bezüglich des einen Embryos nicht lebensfähige dichoriale Zwillingsschwangerschaft kann die cffDNA-Fraktion des überlebenden Feten so überlagert werden, dass es auch hier zu falsch-positiven und falsch-negativen NIPT-Ergebnissen kommen kann [96-99].

Zusätzlich wurde auch berichtet, dass die NIPT-Verfahren strukturelle Chromosomenaberrationen und chromosomale Mosaike nicht zuverlässig erkennen. Aktuelle Fallberichte mit der Beschreibung von niedriggradigen Mosaiken zeigen, dass auch hier der Anteil der fetalen DNA ein entscheidender Faktor ist, ob die Aberrationen erkannt werden oder nicht [100-103].

Zusammenfassend sind folgende Sachverhalte zu beachten, die im Rahmen einer genetischen Beratung der Schwangeren vor der Durchführung eines NIPT vermittelt werden sollten:

1. Durch die gezielte Analyse der Aneuploidien der Chromosomen 13, 18 und 21 werden nur ca. 50 % aller chromosomalen Aberrationen detektiert. An-

dere Aneuploidien und strukturelle Aberrationen, wie unbalancierte Translokationen, Deletionen und Duplikationen, werden nicht erfasst.

2. Die NIPT können nicht zwischen unterschiedlichen Formen von Aneuploidien unterscheiden. Das heißt, es bleibt nach der Untersuchung unklar, ob es sich um eine freie Trisomie, eine Translokationstrisomie oder um ein Zellmosaik mit einem hohen Anteil aneuploider Zellen handelt. Da diese Informationen aber für die Einschätzung der Prognose und des Wiederholungsrisikos wichtig sind, sollte dieser Sachverhalt durch weitere zytogenetische Diagnostik abgeklärt werden.

3. Es kann zu Problemen bei den NIPT kommen, wenn der fetale DNA-Gehalt im maternalen Blut zu niedrig ist (<4 %). Dies führt dann zu einer Verzögerung bis zum Vorliegen eines Ergebnisses. Biologische Faktoren, die zu einem geringen fetalen DNA-Gehalt führen können, sind ein hoher *Body Mass Index* (BMI) der Schwangeren, die Plazentagröße sowie frühe Schwangerschaftswochen.

4. Insgesamt ist auch zu berücksichtigen, dass das Ergebnis der NIPT später vorliegt als das Ergebnis der Serumanalyse oder als die ersten Ergebnisse der invasiven Pränataldiagnostik (Chorionzotten-Kurzzeitkultur und Pränataler Schnelltest an nativen Amnionzellen).

5. Mit den NIPT werden keine Neuralrohrdefekte erkannt, und sie ersetzen auch nicht das Ersttrimester Screening. Das Ersttrimester-Screening ermittelt nicht nur das Aneuploidierisikio, sondern die biochemischen Marker und die Ultraschalluntersuchung erfassen zusätzlich fetale Fehlbildungen (z.B. Herzfehler) und andere Schwangerschaftskomplikationen.

6. Eine Ultraschalluntersuchung vor dem Einsatz der NIPT ist erforderlich, um das exakte Schwangerschaftsalter, Mehrlingsschwangerschaften oder *Vanishing Twins* zu erfassen. Ein zu frühes Schwangerschaftsalter (<12. SSW p.m.) kann zu einem zu niedrigen fetalen DNA-Gehalt und damit zu keinem NIPT-Ergebnis führen. *Vanishing Twins* können zu falschen Ergebnissen führen, wenn noch plazentare DNA des untergegangen Zwillings im maternalen Blutkreislauf zirkuliert.

Trotz dieser Einschränkungen liefern die NIPT sehr viel zuverlässigere Ergebnisse als die Analysen von mütterlichen Serumparametern. Die Detektionsraten sind höher und die Falsch-Positiv-Raten niedriger. Dies hat den Vorteil, dass es deutlich weniger invasive Eingriffe aufgrund falsch-positiver Screening-Ergebnisse gibt.

Zum momentanen Zeitpunkt empfiehlt sich NIPT vor allem für Frauen, die nach dem Ersttrimester-Screening kein eindeutig auffälliges, aber auch kein eindeutig unauffälliges Ergebnis vorliegen haben. Mit dem Ergebnis der NIPT kann in diesem Patientenkollektiv das Risiko eines unnötigen invasiven Eingriffes vermieden werden. Ein aktuelles gemeinsames Positionspapier zur Anwendung von NIPT wurde von der Amerikanischen Gesellschaft für Humangenetik (ASHG) und der Europäischen Gesellschaft für Humangenetik (ESHG) veröffentlicht [104].

4.5. Quantitative Untersuchungen mittels methylierungsspezifischer qPCR

Neben dem *Next Generation Sequencing* (NGS) als quantitative Untersuchungsmethode von Aneuploidien gelingt der Nachweis fetaler Chromsomenstörungen ebenfalls quantitativ mittels der sogenannten quantitativen Echtzeit-PCR oder engl. *quantitative real-time* PCR, kurz qPCR. Voraussetzung dafür ist eine Unterscheidung von maternaler und fetaler/plazentarer DNA nach erfolgter DNA-Extraktion aus dem mütterlichen Blut. Diese Unterscheidung ist beispielsweise durch Einzelnukleotid-Polymorphismen (engl. *Single Nucleotide Polymorphism*, kurz SNP) oder differentielle Methylierungsprofile zwischen maternaler und fetaler/plazentarer DNA möglich.

Tabelle 4.5 gibt einen Überblick zu den bislang angewandten methylierungsspezifischen Techniken und stellt die Vor- und Nachteile heraus.

4.5.1. Methodische Grundlagen

Die Verwendung von epigenetischen Markern zur Erkennung fetaler DNA im mütterlichen Blut wurde erstmals 2002 von Poon et al. beschrieben [106]. Sie wählte eine differentiell methylierte Region im menschlichen IGF2-H19-Locus aus, von dem der

Technologie	Vorteile	Nachteile
Natriumbisulfit-Umwandlung und selektive Amplifikation der Methylierungs-DNA durch PCR-basierte Methoden	• unempfindlich gegenüber Probenverunreinigungen • Methylierungsanalyse auf Basenpaarniveau • leistungsfähige Methode in Kombination mit Sequenzierung	• DNA-Abbau von bis zu 90 % möglich verbunden mit hohem DNA-Verlust • schwierig zu handhaben und zeitaufwändig • teuer in der Kombination mit Sequenzierung
Immunpräzipitation von methylierter Einzelstrang-DNA (MeDIP)	• ideal für die Untersuchung von Regionen mit niedrigen CpG-Dichten • toleriert Probenverunreinigungen • anwendbar bei niedriger DNA-Ausgangsmenge • robust und erschwinglich	• technisch anspruchsvoll, da es von der Effizienz der verwendeten Antikörper und einer idealen Kombination der Affinitätsreagenzien abhängt
Methyl-CpG-Bindungsdomänen-basiertes Protein (MBD); Verfahren zur Gewinnung doppelsträngiger DNA	• erhöhte Sensitivität im Vergleich zur Antikörper-basierten Methode • begünstigt Bereiche höherer CpG-Dichte • einfache Handhabung	• zeitaufwändiger als die Verdauung methylierter DNA
Verdauung unmethylierter DNA unter Verwendung methylierungssensitiver Restriktionsenzyme	• Verdauung zur indirekten Anreicherung fetaler DNA • einfach durchzuführen und kostengünstig	• empfindlich gegenüber Probenverunreinigungen • nur Regionen, die eine Erkennungsstelle der methylierungsabhängigen Restriktionsenzyme haben, können verwendet werden

Tab. 4.5: Methylierungsspezifische Techniken. Modif. nach [105].

Methylierungsstatus in diesem Bereich in der Weise bekannt war, dass das väterliche Allel methyliert und das mütterliche Allel unmethyliert vorlag. Parallel wurde ein SNP in diesem Bereich zur Differenzierung der maternalen und paternalen Allele genutzt. Der SNP wurde durch direkte Sequenzierung von PCR-Produkten typisiert, während der Methylierungsstatus dieser Region durch Bisulfit-Umwandlung und methylierungsspezifische PCR ermittelt worden ist. Differentiell methylierte fetale Allele wurden im mütterlichen Plasma durch direkte Sequenzierung und einem *Primer-Extension-Assay* nachgewiesen. Bei 16 von 39 rekrutierten Probandinnen lag der ausgewählte SNP heterozygot vor, so dass nur diese Fälle weiterverfolgt wurden. Es zeigte sich, dass bei 8 von den 16 heterozygoten Fällen die Feten ein unmethyliertes mütterliches vererbtes Allel besaßen, welches sich vom nichtmethylierten Allel der Mutter unterschied.

Ein SNP-unabhängiger epigenetischer Marker wurde erstmals 2005 beschrieben [107]. Hierbei wurde das Gen U-SERPINB5 (auch bekannt als Maspin-Gen) genutzt, welches sich auf Chromosom 18 befindet. Chim et al. nahmen an, dass epigenetische Unterschiede zwischen der Plazenta und mütterlichen Blutzellen bestehen. Mithilfe der Bisulfit-DNA-Sequenzierung wurde der Methylierungsstatus des Maspin-Gen-Promotors in Plazentageweben und gepaart mit mütterlichen Blutzellen von schwangeren Frauen untersucht, wobei sich zeigte, dass der Promotorbereich des Maspin-Gens im Plazentagewebe hypomethyliert ist, während er in mütterlichen Blutzellen methyliert vorliegt. Durch die Verwendung von quantitativer methylierungsspezifischer PCR wurden die unmethylierten Maspin-Sequenzen im mütterlichen Plasma in allen drei Trimestern der Schwangerschaft erkannt. Nach der Geburt wurden keine PCR-Produkte mehr für Maspin detektiert. Des

Weiteren zeigte sich, dass die mütterliche Plasmakonzentration von nichtmethyliertem Maspin in Schwangerschaften mit Präeklampsie im Median um den Faktor 5,7 erhöht ist im Vergleich zu nicht betroffenen Schwangerschaften. Somit ist hypomethylierte Maspin-DNA der erste universelle Marker für fetale DNA im mütterlichen Plasma.

Aufgrund der Situation, dass U-SERPINB5 auf Chromosom 18 liegt, gelang es erstmals 2006, eine fetale Trisomie 18 nichtinvasiv nachzuweisen [108]. Dazu wurden die von der Plazenta abstammenden fetal-spezifischen unmethylierten Promotor-Sequenzen des Maspin-Gens (SERPINB5) durch Bisulfit-Modifikation, gefolgt von methylierungsspezifischer PCR und Primerverlängerung, prozessiert. Die Verhältnisse zwischen den Verlängerungsprodukten der 2-Allele wurden sowohl bei heterozygoten Plazentaproben, DNA-Mischproben von Plazentamaterial und mütterlichen Blutzellen sowie bei mütterlichen Plasmaproben bestimmt. Es konnte gezeigt werden, dass die Ratios für die Trisomie 18-Proben sich von den euploiden Proben unterscheiden lassen.

Basierend auf diesen ersten Arbeiten gelang es mehreren Arbeitsgruppen, weitere fetale epigenetische Marker zu identifizieren [109-113]. Hierbei zeigte sich, dass sich die Genome von plazentären (fetalen) Zellen und maternalen Blutzellen (*buffy coats*) im Methylierungsprofil erheblich unterscheiden. Darunter war auch die Detektion des Markers U-PDE9A (Phosphodiesterase 9A-Gen), welcher sich auf Chromosom 21q22.3 befindet und methyliert im Blut, aber nichtmethyliert in der Plazenta vorliegt. Lim et al. [114] schätzten die Genauigkeit der nichtinvasiven fetalen Erkennung der Trisomie 21 bei Ersttrimestersschwangerschaft mit diesem PDE9A-Gen unter Verwendung einer quantitativen methylierungsspezifischen PCR ab und zeigten, dass in einem Kollektiv von 108 Probandinnen mit 18 Trisomie 21-Fällen die Sensitivität bei 77,8 % lag bei einer Falsch-Positiv-Rate von 5 %.

Eine weitere vielversprechende Arbeit beschreibt die Verwendung des M HLCS-Gens als fetalen Marker für die Trisomie 21, bei der eine Sensitivität von 100 % (5/5 Fälle) und eine Spezifität von 95,8 % (23/24 Fälle) erreicht wurde [115]. Als Referenzmarker wurde dafür das ZFY-Gen, welches sich auf dem Y-Chromosom befindet und keinen epigenetischen Marker darstellt, genutzt. Daher wäre dieser Assay limitiert nur für männliche Feten anwendbar.

Lim et al. nutzten denselben Marker M-HLCS und erreichten eine Sensitivität von 90 % (9/10 Fälle) und eine Spezifität von 92,5 % (37/40 Fälle), indem die ermittelten Werte für M-HLCS mit einem anderen epigenetischen Marker auf Chromosom 3 als Referenzchromosom, M-RASSF1A, nach erfolgter qPCR normalisiert wurden [116]. Dadurch war nun keine Limitation bezüglich der Anwendbarkeit sowohl für weibliche als auch männliche Feten mehr gegeben.

Neben der Verwendung eines genetischen Markers auf dem Y-Chromosom oder einem epigenetischen Marker auf einem Autosom als Referenzchromosom für die Detektion einer chromosomalen Imbalance wie der Trisomie 21 gäbe es auch noch die Alternative, paternal vererbte SNPs als sog. autosomale genetische Referenzmarker zu nutzen wie in der Arbeit von Tong et al. 2010 beschrieben [115]. Unter Verwendung des SNPs rs6636 (aC/G-SNP) konnten 32 von 33 euploiden und 13 von 14 T21-positiven DNA-Proben, die aus maternalem Plasma gewonnen wurden, korrekt klassifiziert werden.

Einen methodisch anderen vielversprechenden Ansatz verfolgte Papageorgiu et al., bei dem nicht nur ein Marker für das Chromosom 21, sondern eine Kombination mehrerer Chromosom 21-Marker für die Detektion einer fetalen Trisomie genutzt wurde [117]. Grundlage für diesen Assay war eine vorgeschaltete Immunpräzipitation mit anschließender qPCR (☞ Tab. 4.5). Es wurden alle 14 Proben mit einer fetalen Trisomie 21 von weiteren 26 Proben mit unauffälligem Karyotyp eindeutig unterschieden. Dieselbe Forschungsgruppe konnte mit einer kleinen verblindeten klinischen Studie (n=100) zeigen, dass der entwickelte Assay eine Sensitivität von 100 % und eine Spezifität von 99,2 % erreichte [118].

In den letzten Jahren wurden vermehrt Forschungsarbeiten veröffentlicht, in denen es um die Identifikation von in Mutter und Plazenta differenziell methylierten Genregionen geht [119-123]. Dies zeigt die Bedeutung, die die Unterscheidung plazentärer und maternaler zellfreier DNA über Methylierungsmuster als epigenetischer Marker für die nichtinvasive Pränataldiagnostik hat. Die

Arbeit von Ioanides et al. [120] hat das genetische Methylierungsprofil des Blutes von 50 nichtschwangeren Frauen gegen das von 50 Proben mit euploider Plazenta verglichen. Die Autoren konnten, neben sieben schon bekannten, 15 neue unterschiedlich methylierte Regionen (DMRs) beschreiben, die auf den Chromosomen 18 und 21 liegen. Auch haben sie festgestellt, dass zwischen einzelnen Individuen zum Teil größere Schwankungen im Ausmaß des Methylierungsverhältnisses gelegen haben, aber dass das grundlegende Verhältnis der Methylierung (Hyper- bzw. Hypomethylierung) der Plazenta im Vergleich zum Blut der Nichtschwangeren grundsätzlich erhalten blieb.

Die Publikation von Jensen et al. [121] beschreibt die Ergebnisse des Vergleichs des Methylierungsstatus von Blut nichtschwangerer Frauen, schwangerer Frauen und Plazentagewebe. Insgesamt wurden 51.259 DMRs gefunden, und es wurde gezeigt, dass in der Gesamtheit betrachtet die Plazenta im Vergleich zum Blut schwangerer und nichtschwangerer Frauen deutlich hypomethyliert ist, aber dass die wenigen Regionen, die in der Plazenta stark methyliert sind, umgekehrt wenig bis gar nicht in der cfDNA schwangerer und nichtschwangerer Frauen methyliert sind. Dies untermauert die Anwendbarkeit des Ansatzes, über die Hypermethylierung plazentärer DNA diese von maternaler DNA zu unterscheiden.

4.5.2. Kommerzielle Testsysteme

Den ersten kommerziell erhältlichen, nichtinvasiven methylierungsspezifischen qPCR-Test (qNIPT) bietet die Firma LifeCodexx AG seit 2016 an. Auch wenn dieser Test vorerst nur die fetale Trisomie 21 berücksichtigt, wird der große Vorteil insbesondere darin gesehen, dass die Bearbeitungszeit einer Probe sich bei ebenfalls sinkenden Testkosten drastisch reduzieren wird . Das Grundprinzip für den qNIPT besteht aus zwei wesentlichen Schritten, nämlich einem ersten Verdau nichtmethylierter, maternaler DNA unter Verwendung methylierungssensitiver Restriktionsenzyme und der anschließenden Amplifizierung nur ausgewählter Regionen von cffDNA mittles einer Multiplex-qPCR. Durch den Vergleich der gemessenen DNA-Menge von Proben ohne eine Trisomie 21 kann eine Probe mit einer fetalen Trisomie 21 erkannt werden (☞ Abb. 4.8).

4.5.3. Grenzen von qNIPT

Neben den bereits in Kapitel 4.4.6. beschriebenen biologischen Limitationen, die zu einem diskordanten Ergebnis zwischen NIPT und einer invasiven Untersuchung führen können, muss bei quantitativen Untersuchungen mittels methylierungsspezifischer qPCR beachtet werden, dass sehr seltene Genveränderungen oder aber ein abweichendes Methylierungsprofil in den ausgewählten Genregionen ein NIPT-Ergebnis beeinflussen könnten, da somit gegebenenfalls nicht mehr die gleichen Bindungsbedingungen für PCR-Primer bzw. -Sonden vorherrschen.

Eine kürzlich veröffentlichte Arbeit von Joubert et al. [124] hat den Einfluss des Rauchens während der Schwangerschaft auf das Methylierungsprofil des Genoms von Neugeborenen untersucht. Insgesamt wurden durch die Methylierungsanalyse von 6.685 Neugeborenen über 6.000 CpGs beschrieben, die eine durch Rauchen während der Schwangerschaft verursachte veränderte Methylierung aufweisen. Damit können sich Umwelteinflüsse, wie das Rauchen während der Schwangerschaft auf

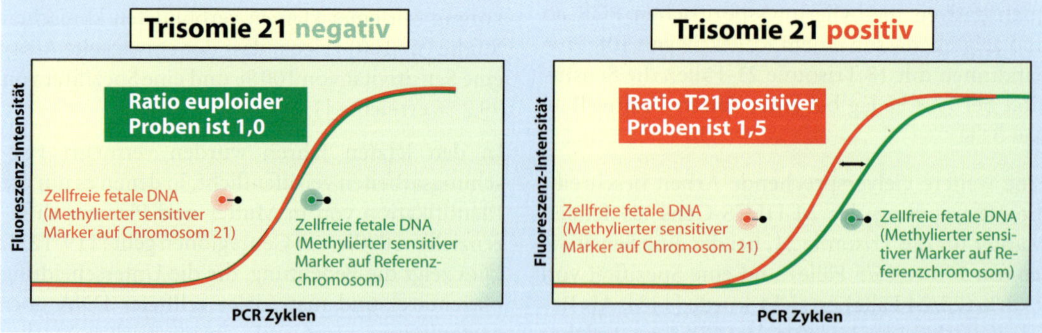

Abb. 4.8: Schematische Darstellung des Nachweises einer Trisomie 21 mit dem qPCR-basierten PraenaTest®.

das genetische Methylierungsprofil des Kindes und der Mutter auswirken.

Trotz einzelner methodischer Unterschiede kamen die einzelnen publizierten Arbeiten zu dem einheitlichen Ergebnis, dass ein methylierungsspezifischer Ansatz zur Differenzierung von maternaler und fetaler DNA und damit zur Nachweis von fetalen Chromosomenstörungen eine hohe Spezifität und Sensitivität erreicht und somit für eine klinische Anwendung geeignet ist.

4.6. Literatur

1. Lo YM, Corbetta N, Chamberlain PF, Rai V, Sargent IL, Redman CW, et al. Presence of fetal DNA in maternal plasma and serum. Lancet 1997;350:485-7.

2. Chan KC, Zhang J, Hui AB, Wong N, Lau TK, Leung TN, et al. Size distributions of maternal and fetal DNA in maternal plasma. Clin Chem. 2004;50(1):88-92.

3. Tsui et al. 2012 Tsui NB, Lo YM. Recent advances in the analysis of fetal nucleic acids in maternal plasma. Curr Opin Hematol. 2012 Nov;19(6):462-8.

4. Alberry M, Maddocks D, Jones M, Abdel Hadi M, Abdel-Fattah S, Avent N, et al. Free fetal DNA in maternal plasma in anembryonic pregnancies: confirmation that the origin is the trophoblast. Prenat Diagn 2007;27:415-8.

5. Artan S, Ba°aran N, Hassa H, Ozalp S, Sener T, Sayli BS, Cengiz C, Ozdemir M, Durak T, Dölen I, et al. Confined placental mosaicism in term placentae: analysisof 125 cases. Prenat Diagn. 1995 Dec;15(12):1135-42.

6. Birch L, English CA, O'Donoghue K, Barigye O, Fisk NM, Keer JT. Accurate and robust quantification of circulating fetal and total DNA in maternal plasma from 5 to 41 weeks of gestation. Clin Chem 2005;51:312-20.

7. Lo YM, Lau TK, Chan LY, Leung TN, Chang AM. Quantitative analysis of the bidirectional fetomaternal transfer of nucleated cells and plasma DNA. Clin Chem 2000;46:1301-9.

8. Lo YM, Zhang J, Leung TN, Lau TK, Chang AM, Hjelm NM. Rapid clearance of fetal DNA from maternal plasma. Am J Hum Genet 1999;64:218-24.

9. Wang E, Batey A, Struble C, Musci T, Song K, Oliphant A. Gestational age and maternal weight effects on fetal cell-free DNA in maternal plasma. Prenat Diagn. 2013; 33(7):662-6.

10. Palomaki GE, Kloza EM, Lambert-Messerlian GM, Haddow JE, Neveux LM, Ehrich M, et al. DNA sequencing of maternal plasma to detect Down syndrome: an international clinical validation study. Genet Med 2011; 13:913-20.

11. Ashoor G, Poon L, Syngelaki A, Mosimann B, Nicolaides KH. Fetal fraction in maternal plasma cell-free DNA at 11-13 weeks' gestation: effect of maternal andfetal factors. Fetal Diagn Ther. 2012;31(4):237-43.

12. Rava RP, Srinivasan A, Sehnert AJ, Bianchi DW. Circulating fetal cell-free DNA fractions differ in autosomal aneuploidies and monosomy X. Clin Chem. 2014 Jan; 60(1):243-50.

13. Ashoor G, Syngelaki A, Poon LC, Rezende JC, Nicolaides KH. Fetal fraction inmaternal plasma cell-free DNA at 11-13 weeks' gestation: relation to maternal and fetal characteristics. Ultrasound Obstet Gynecol. 2013 Jan;41(1):26-32.

14. Nicolaides KH, Syngelaki A, del Mar Gil M, Quezada MS, Zinevich Y. Prenatal detection of fetal triploidy from cell-free DNA testing in maternal blood. Fetal Diagn Ther. 2014;35(3):212-7.

15. Brar H, Wang E, Struble C, Musci TJ, Norton ME. The fetal fraction of cell-free DNA in maternal plasma is not affected by a priori risk of fetaltrisomy. J Matern Fetal Neonatal Med. 2013 Jan;26(2):143-5.

16. Majer S, Bauer M, Magnet E, Strele A, Giegerl E, Eder M, Lang U, Pertl B.Maternal urine for prenatal diagnosis—an analysis of cell-free fetal DNA in maternal urine and plasma in the third trimester. Prenat Diagn. 2007 Dec;27(13):1219-23.

17. Botezatu I, Serdyuk O, Potapova G, Shelepov V, Alechina R, Molyaka Y, Ananév V, Bazin I, Garin A, Narimanov M, Knysh V, Melkonyan H, Umansky S, Lichtenstein A. Genetic analysis of DNA excreted in urine: a new approach for detecting specific genomic DNA sequences from cells dying in an organism. Clin Chem. 2000 Aug; 46(8 Pt 1):1078-84.

18. Tsui NB, Jiang P, Chow KC, Su X, Leung TY, Sun H, Chan KC, Chiu RW, Lo YM. High resolution size analysis of fetal DNA in the urine of pregnant women by paired-end massively parallel sequencing. PLoS One. 2012; 7(10):e48319.

19. Lo YM, Hjelm NM, Fidler C, Sargent IL, Murphy MF, Chamberlain PF, et al. Prenatal diagnosis of fetal RhD status by molecular analysis of maternal plasma. N Engl J Med 1998;339:1734-8.

20. Costa JM, Benachi A, Gautier E, Jouannic JM, Ernault P, Dumez Y.First-trimester fetal sex determination in maternal serum using real-time PCR. Prenat Diagn. 2001 Dec;21(12):1070-4.

21. Rijnders RJ, van der Schoot CE, Bossers B, de Vroede MA, Christiaens GC. Fetal sex determination from maternal plasma in pregnancies at risk for congenital adrenal hyperplasia. Obstet Gynecol 2001;98:374-8.

22. Wright CF, Burton H. The use of cell-free fetal nucleic acids in maternal blood for non-invasive prenatal diagnosis. Hum Reprod Update 2009;15:139-51.

23. Scheffer PG, van der Schoot CE, Page-Christiaens GC, Bossers B, van Erp F, de Haas M. Reliability of fetal sex determination using maternal plasma. Obstet Gynecol 2010;115:117-26.

24. Hill M, Lewis C, Jenkins L, Allen S, Elles RG, Chitty LS. Implementing noninvasive prenatal fetal sex determination using cell-free fetal DNA in the United Kingdom. Expert Opin Biol Ther. 2012 Jun;12 Suppl 1:S119-26.

25. Faas BH, Beuling EA, Christiaens GC, von dem Borne AE, van der Schoot CE. Detection of fetal RHD-specific sequences in maternal plasma. Lancet 1998;352:1196.

26. Bischoff FZ, Nguyen DD, Marquéz-Do D, Moise KJ Jr, Simpson JL, Elias S. Noninvasive determination of fetal RhD status using fetal DNA in maternal serum and PCR. J Soc Gynecol Investig 1999;6:64-9.

27. Moise KJ Jr, Boring NH, O'Shaughnessy R, Simpson LL, Wolfe HM, Baxter JK, Polzin W, Eddleman KA, Hassan SS, Skupski D, McLennan G, Paladino T, Oeth P, Bombard A. Circulating cell-free fetal DNA for the detection of RHD status and sex using reflex fetal identifiers. Prenat Diagn. 2013 Jan;33(1):95-101.

28. Geifman-Holtzman O, Grotegut CA, Gaughan JP. Diagnostic accuracy of noninvasive fetal Rh genotyping from maternal blood—a meta-analysis. Am J Obstet Gynecol 2006;195:1163-73.

29. Van der Schoot CE, Soussan AA, Koelewijn J, Bonsel G, Paget-Christiaens LG, de Haas M. Non-invasive antenatal RHD typing. Transfus Clin Biol 2006;13:53-7.

30. Van der Schoot CE, Hahn S, Chitty LS. Non-invasive prenatal diagnosis and determination of fetal Rh status. Semin Fetal Neonatal Med 2008;13:63-8.

31. Finning K, Martin P, Daniels G. The use of maternal plasma for prenatal RhD blood group genotyping. Methods Mol Biol 2009;496:143-57.

32. Ferres MA, Hui L, Bianchi DW. Antenatal noninvasive DNA testing: clinical experience and impact. Am J Perinatol. 2014 Aug;31(7):577-82.

33. Finning K, Martin P, Summers J, Daniels G. Fetal genotyping for the K (Kell) and Rh C, c, and E blood groups on cell-free fetal DNA in maternal plasma. Transfusion 2007;47:2126-33.

34. Li Y, Finning K, Daniels G, Hahn S, Zhong X, Holzgreve W. Noninvasive genotyping fetal Kell blood group (KEL1) using cell-free fetal DNA in maternal plasma by MALDI-TOF mass spectrometry. Prenat Diagn 2008;28: 203-8.

35. Scheffer PG, van der Schoot CE, Page-Christiaens GC, de Haas M. Noninvasive fetal blood group genotyping of rhesus D, c, E and of K in alloimmunised pregnant women: evaluation of a 7-year clinical experience. BJOG 2011;118:1340-8.

36. Amicucci P, Gennarelli M, Novelli G, Dallapiccola B. Prenatal diagnosis of myotonic dystrophy using fetal DNA obtained from maternal plasma. Clin Chem. 2000 Feb;46(2):301-2.

37. Li Y, Holzgreve W, Page-Christiaens GC, Gille JJ, Hahn S. Improved prenatal detection of a fetal point mutation for achondroplasia by the use of size-fractionated circulatory DNA in maternal plasma—case report. Prenat Diagn 2004;24:896-8.

38. Li Y, Page-Christiaens GC, Gille JJ, Holzgreve W, Hahn S. Non-invasive prenatal detection of achondroplasia in size-fractionated cell-free DNA by MALDI-TOF MS assay. Prenat Diagn. 2007 Jan;27(1):11-7.

39. Lim JH, Kim MJ, Kim SY, Kim HO, Song MJ, Kim MH, Park SY, Yang JH, Ryu HM. Non-invasive prenatal detection of achondroplasia using circulating fetal DNA in maternal plasma. J Assist Reprod Genet. 2011 Feb; 28(2):167-72.

40. Chiu RW, Lau TK, Leung TN, Chow KC, Chui DH, Lo YM. Prenatal exclusion of beta thalassaemia major by examination of maternal plasma. Lancet 2002;360:998-1000.

41. Li Y, Di Naro E, Vitucci A, Zimmermann B, Holzgreve W, Hahn S. Detection of paternally inherited fetal point mutations for beta-thalassemia using size-fractionated cell-free DNA in maternal plasma. JAMA. 2005 Feb 16;293(7):843-9.

42. Papasavva T, Kalikas I, Kyrri A, Kleanthous M. Arrayed primer extension for the noninvasive prenatal diagnosis of beta-thalassemia based on detection of single nucleotide polymorphisms. Ann N Y Acad Sci. 2008 Aug;1137:302-8.

43. Lam KW, Jiang P, Liao GJ, Chan KC, Leung TY, Chiu RW, Lo YM. Noninvasive prenatal diagnosis of monogenic diseases by targeted massively parallel sequencing of maternal plasma: application to β-thalassemia. Clin Chem. 2012 Oct;58(10):1467-75.

44. González-González MC, Trujillo MJ, Rodríguez de Alba M, García-Hoyos M, Lorda-Sánchez I, Díaz-Recasens J, et al. Huntington disease-unaffected fetus diagnosed from maternal plasma using QF-PCR. Prenat Diagn 2003;23:232-4.

45. Reed W, Kong DZ, Lee TH, Cowan MJ, Busch MP, Baxter-Lowe LA. Non-invasive determination of the paternal HLA haplotype of a fetus using kinetic PCR to detect fetal microchimerism in maternal plasma. Bone Marrow Transplant 2002;29:527-9

46. Guo X, Bayliss P, Damewood M, Varney J, Ma E, Vallecillo B, Dhallan R. A noninvasive test to determine pa-

ternity in pregnancy. N Engl J Med. 2012 May 3;366(18): 1743-5.

47. Chiu RW, Lau TK, Cheung PT, Gong ZQ, Leung TN, Lo YM. Noninvasive prenatal exclusion of congenital adrenal hyperplasia by maternal plasma analysis: a feasibility study. Clin Chem 2002;48:778-80.

48. González-González MC, García-Hoyos M, Trujillo MJ, Rodríguez de Alba M, Lorda-Sánchez I, Díaz-Recasens J, et al. Prenatal detection of a cystic fibrosis mutation in fetal DNA from maternal plasma. Prenat Diagn 2002;22:946-8.

49. Lun FM, Tsui NB, Chan KC, Leung TY, Lau TK, Charoenkwan P, et al. Noninvasive prenatal diagnosis of monogenic diseases by digital size selection and relative mutation dosage on DNA in maternal plasma. Proc Natl Acad Sci U S A 2008;105:19920-5.

50. Tsui NB, Kadir RA, Chan KC, Chi C, Mellars G, Tuddenham EG, et al. Noninvasive prenatal diagnosis of hemophilia by microfluidics digital PCR analysis of maternal plasma DNA. Blood 2011;117:3684-91.

51. Lo YM, Chan KC, Sun H, Chen EZ, Jiang P, Lun FM, et al. Maternal plasma DNA sequencing reveals the genome-wide genetic and mutational profile of the fetus. Sci Transl Med 2010;2:61ra91.

52. Kitzman JO, Snyder MW, Ventura M, Lewis AP, Qiu R, Simmons LE, Gammill HS, Rubens CE, Santillan DA, Murray JC, Tabor HK, Bamshad MJ, Eichler EE, Shendure J. Noninvasive whole-genome sequencing of a human fetus. Sci Transl Med. 2012 Jun 6;4(137):137ra76.

53. Fan HC, Gu W, Wang J, Blumenfeld YJ, El-Sayed YY, Quake SR. Non-invasive prenatal measurement of the fetal genome. Nature. 2012 Jul 19;487(7407):320-4.

54. Chen S, Ge H, Wang X, Pan X, Yao X, Li X, Zhang C, Chen F, Jiang F, Li P, Jiang H, Zheng H, Zhang L, Zhao L, Wang W, Li S, Wang J, Wang J, Yang H, Li Y, Zhang X. Haplotype-assisted accurate non-invasive fetal whole genome recovery through maternal plasma sequencing. Genome Med. 2013 Feb 27;5(2):18.

55. Bianchi DW, Platt LD, Goldberg JD, Abuhamad AZ, Sehnert AJ, Rava RP; MatErnal BLood IS Source to Accurately diagnose fetal aneuploidy (MELISSA) Study Group. Genome-wide fetal aneuploidy detection by maternal plasma DNA sequencing. Obstet Gynecol. 2012 May;119(5):890-901

56. Srinivasan A, Bianchi DW, Huang H, Sehnert AJ, Rava RP. Noninvasive detection of fetal subchromosome abnormalities via deep sequencing of maternal plasma. Am J Hum Genet. 2013 Feb 7;92(2):167-76.

57. Peters D, Chu T, Yatsenko SA, Hendrix N, Hogge WA, Surti U, Bunce K, Dunkel M, Shaw P, Rajkovic A. Noninvasive prenatal diagnosis of a fetal microdeletion syndrome. N Engl J Med. 2011 Nov 10;365(19):1847-8.

58. Jensen TJ, Dzakula Z, Deciu C, van den Boom D, Ehrich M. Detection of microdeletion 22q11.2 in a fetus by next-generation sequencing of maternal plasma. Clin Chem. 2012 Jul;58(7):1148-51.

59. Wapner RJ, Babiarz JE, Levy B, Stosic M, Zimmermann B, Sigurjonsson S, Wayham N, Ryan A, Banjevic M, Lacroute P, Hu J, Hall MP, Demko Z, Siddiqui A, Rabinowitz M, Gross SJ, Hill M, Benn P. Expanding the scope of noninvasive prenatal testing: detection of fetal microdeletion syndromes. Am J Obstet Gynecol. 2015 Mar; 212(3):332.e1-9.

60. Gross SJ, Stosic M, McDonald-McGinn DM, Bassett AS, Norvez A, Dhamankar R, Kobara K, Kirkizlar E, Zimmermann B, Wayham N, Babiarz JE, Ryan A, Jinnett KN, Demko Z, Benn P. Clinical experience with single-nucleotide polymorphism-based non-invasive prenatal screening for 22q11.2 deletion syndrome. Ultrasound Obstet Gynecol. 2016 Feb;47(2):177-83.

61. Gross SJ, Ryan A, Benn P. Noninvasive prenatal testing for 22q11.2 deletion syndrome: deeper sequencing increases the positive predictive value. Am J Obstet Gynecol. 2015 Aug;213(2):254-5.

62. Yatsenko SA, Peters DG, Saller DN, Chu T, Clemens M, Rajkovic A. Maternal cell-free DNA-based screening for fetal microdeletion and the importance of careful diagnostic follow-up. Genet Med. 2015 Oct;17(10):836-8.

63. Liang D, Lv W, Wang H, Xu L, Liu J, Li H, Hu L, Peng Y, Wu L. Non-invasive prenatal testing of fetal whole chromosome aneuploidy by massively parallel sequencing. Prenat Diagn. 2013 May;33(5):409-15.

64. Lefkowitz RB, Tynan JA, Liu T, Wu Y, Mazloom AR, Almasri E, Hogg G, Angkachatchai V, Zhao C, Grosu DS, McLennan G, Ehrich M. Clinical validation of a noninvasive prenatal test for genomewide detection of fetal copy number variants. Am J Obstet Gynecol. 2016; 215 (2):227.e1-227.

65. Chiu RW, Chan KC, Gao Y, Lau VY, Zheng W, Leung TY, et al. Noninvasive prenatal diagnosis of fetal chromosomal aneuploidy by massively parallel genomic sequencing of DNA in maternal plasma. Proc Natl Acad Sci U S A 2008;105:20458-63.

66. Fan HC, Blumenfeld YJ, Chitkara U, Hudgins L, Quake SR. Noninvasive diagnosis of fetal aneuploidy by shotgun sequencing DNA from maternal blood. Proc Natl Acad Sci U S A 2008;105:16266-71.

67. Stumm M, Entezami M, Trunk N, Beck M, Löcherbach J, Wegner RD, et al. Noninvasive prenatal detection of chromosomal aneuploidies using different next generation sequencing strategies and algorithms. Prenat Diagn 2012;32:569-77.

68. Chiu RW, Akolekar R, Zheng YW, Leung TY, Sun H, Chan KC, et al. Non-invasive prenatal assessment of tri-

somy 21 by multiplexed maternal plasma DNA sequencing: large scale validity study. BMJ 2011;342:c7401.

69. Ehrich M, Deciu C, Zwiefelhofer T, Tynan JA, Cagasan L, Tim R, et al. Noninvasive detection of fetal trisomy 21 by sequencing of DNA in maternal blood: a study in a clinical setting. Am J Obstet Gynecol 2011;204:205 e1-11.

70. Palomaki GE, Deciu C, Kloza EM, Lambert-Messerlian GM, Haddow JE, Neveux LM, et al. DNA sequencing of maternal plasma reliably identifies trisomy 18 and trisomy 13 as well as Down syndrome: an international collaborative study. Genet Med 2012;14:296-305.

71. Norton ME, Brar H, Weiss J, Karimi A, Laurent LC, Caughey AB, Rodriguez MH, Williams J 3rd, Mitchell ME, Adair CD, Lee H, Jacobsson B, Tomlinson MW, Oepkes D, Hollemon D, Sparks AB, Oliphant A, Song K. Non-Invasive Chromosomal Evaluation (NICE) Study: results of a multicenter prospective cohort study for detection of fetal trisomy 21 and trisomy 18. Am J Obstet Gynecol. 2012 Aug;207(2):137.e1-8.

72. Nicolaides KH, Syngelaki A, Gil M, Atanasova V, Markova D. Validation of targeted sequencing of single-nucleotide polymorphisms for non-invasive prenatal detection of aneuploidy of chromosomes 13, 18, 21, X, and Y. Prenat Diagn. 2013 Jun;33(6):575-9.

73. Stumm M, Entezami M, Haug K, Blank C, Wüstemann M, Schulze B, Raabe-Meyer G, Hempel M, Schelling M, Ostermayer E, Langer-Freitag S, Burkhardt T, Zimmermann R, Schleicher T, Weil B, Schöck U, Smerdka P, Grömminger S, Kumar Y, Hofmann W. Diagnostic accuracy of random massively parallel sequencing for non-invasive prenatal detection of common autosomal aneuploidies: a collaborative study in Europe. Prenat Diagn. 2014 Feb;34(2):185-91.

74. Verweij EJ, Jacobsson B, van Scheltema PA, de Boer MA, Hoffer MJ, Hollemon D, Westgren M, Song K, Oepkes D. European non-invasive trisomy evaluation (EU-NITE) study: a multicenter prospective cohort study for non-invasive fetal trisomy 21 testing. Prenat Diagn. 2013 Oct;33(10):996-1001.

75. Jiang F, Ren J, Chen F, Zhou Y, Xie J, Dan S, Su Y, Xie J, Yin B, Su W, Zhang H, Wang W, Chai X, Lin L, Guo H, Li Q, Li P, Yuan Y, Pan X, Li Y, Liu L, Chen H, Xuan Z, Chen S, Zhang C, Zhang H, Tian Z, Zhang Z, Jiang H, Zhao L, Zheng W, LiS, Li Y, Wang J, Wang J, Zhang X. Noninvasive Fetal Trisomy (NIFTY) test: an advanced noninvasive prenatal diagnosis methodology for fetal autosomal and sexchromosomal aneuploidies. BMC Med Genomics. 2012 Dec 1;5:57.

76. Pergament E, Cuckle H, Zimmermann B, Banjevic M, Sigurjonsson S, Ryan A, Hall MP, Dodd M, Lacroute P, Stosic M, Chopra N, Hunkapiller N, Prosen DE, McAdoo S, Demko Z, Siddiqui A, Hill M, Rabinowitz M. Single-nucleotide polymorphism-based noninvasive prenatal screening in a high-risk and low-risk cohort. Obstet Gynecol. 2014 Aug;124(2 Pt 1):210-8.

77. Dan S, Wang W, Ren J, Li Y, Hu H, Xu Z, Lau TK, Xie J, Zhao W, Huang H, Xie J, Sun L, Zhang X, Wang W, Liao S, Qiang R, Cao J, Zhang Q, Zhou Y, Zhu H, Zhong M, Guo Y, Lin L, Gao Z, Yao H, Zhang H, Zhao L, Jiang F, Chen F, Jiang H, Li S, Li Y, Wang J, Wang J, Duan T, Su Y, Zhang X. Clinical application of massivelyparallel sequencing-based prenatal noninvasive fetal trisomy test for trisomies 21 and 18 in 11,105 pregnancies with mixed risk factors. Prenat Diagn. 2012 Dec;32(13):1225-32.

78. Nicolaides KH, Syngelaki A, Ashoor G, Birdir C, Touzet G. Noninvasive prenatal testing for fetal trisomies in a routinely screened first-trimester population. Am J Obstet Gynecol. 2012 Nov;207(5):374.e1-6.

79. Fairbrother G, Johnson S, Musci TJ, Song K. Clinical experience of noninvasive prenatal testing with cell-free DNA for fetal trisomies 21, 18, and 13, in a general screening population. Prenat Diagn. 2013 Jun;33(6):580-3.

80. Gil MM, Quezada MS, Bregant B, Ferraro M, Nicolaides KH. Implementation of maternal blood cell-free DNA testing in early screening for aneuploidies. Ultrasound Obstet Gynecol. 2013 Jul;42(1):34-40.

81. Song Y, Liu C, Qi H, Zhang Y, Bian X, Liu J. Noninvasive prenatal testing of fetal aneuploidies by massively parallel sequencing in a prospective Chinese population. Prenat Diagn. 2013 Jul;33(7):700-6.

82. Bianchi DW, Parker RL, Wentworth J, Madankumar R, Saffer C, Das AF, Craig JA, Chudova DI, Devers PL, Jones KW, Oliver K, Rava RP, Sehnert AJ; CARE Study Group. DNA sequencing versus standard prenatal aneuploidy screening. N Engl J Med. 2014 Feb 27;370(9):799-808.

83. Chen EZ, Chiu RW, Sun H, Akolekar R, Chan KC, Leung TY, Jiang P, Zheng YW, Lun FM, Chan LY, Jin Y, Go AT, Lau ET, To WW, Leung WC, Tang RY, Au-Yeung SK, Lam H, Kung YY, Zhang X, van Vugt JM, Minekawa R, Tang MH, Wang J, Oudejans CB, Lau TK, Nicolaides KH, Lo YM. Noninvasive prenatal diagnosis of fetal trisomy 18 and trisomy 13 by maternal plasma DNA sequencing. PLoS One. 2011;6(7):e21791.

84. Lau TK, Chen F, Pan X, Pooh RK, Jiang F, Li Y, Jiang H, Li X, Chen S, Zhang X. Noninvasive prenatal diagnosis of common fetal chromosomal aneuploidies by maternal plasma DNA sequencing. J Matern Fetal Neonatal Med. 2012 Aug;25(8):1370-4.

85. Gil MM, Akolekar R, Quezada MS, Bregant B, Nicolaides KH. Analysis of cell-free DNA in maternal blood in screening for aneuploidies: meta-analysis. Fetal Diagn Ther. 2014;35:156-73.

86. Gil MM, Quezada MS, Revello R, Akolekar R, Nicolaides KH. Analysis of cell-free DNA in maternal blood in

screening for fetal aneuploidies: updated meta-analysis. Ultrasound Obstet Gynecol. 2015 Mar;45(3):249-66.

87. Taylor-Phillips S, Freeman K, Geppert J, Agbebiyi A, Uthman OA, Madan J, Clarke A, Quenby S, Clarke A. Accuracy of non-invasive prenatal testing using cell-free DNA for detection of Down, Edwards and Patau syndromes: a systematic review and meta-analysis. BMJ Open. 2016 Jan 18;6(1):e010002. doi: 10.1136/bmjopen-2015-010002. Review. PubMed PMID: 26781507; PubMed Central PMCID: PMC4735304.

88. Gil MM, Accurti V, Santacruz B, Plana MN, Nicolaides KH. Analysis of Cell-Free DNA in Maternal Blood in Screening For Aneuploidies: Updated Meta-Analysis. Ultrasound Obstet Gynecol. 2017 Apr 11. doi: 10.1002/uog.17484. [Epub ahead of print] Review. PubMed PMID: 28397325.

89. Dondorp W, de Wert G, Bombard Y, Bianchi DW, Bergmann C, Borry P, Chitty LS,Fellmann F, Forzano F, Hall A, Henneman L, Howard HC, Lucassen A, Ormond K, Peterlin B, Radojkovic D, Rogowski W, Soller M, Tibben A, Tranebjærg L, van El CG, Cornel MC. Non-invasive prenatal testing for aneuploidy and beyond: challenges of responsible innovation in prenatal screening. Eur J Hum Genet. 2015 Mar 18.

90. Bianchi DW, Parker RL, Wentworth J et al.: CARE Study Group. DNA sequencing versus standard prenatal aneuploidy screening. N Engl J Med 2014; 370: 799-808

91. Norton ME, Jacobsson B, Swamy GK et al.: Cell-free DNA analysis for noninvasive examination of trisomy. N Engl J Med. 2015; 372: 1589-1597.

92. 100. Schmid M, Klaritsch P, Arzt W et al. Cell-Free DNA Testing for Fetal Chromosomal Anomalies in clinical practice: Austrian-German-Swiss Recommendations for non-invasive prenatal tests (NIPT). Ultraschall Med. 2015; 36: 507-510

93. Pan M, Li FT, Li Y, Jiang FM, Li DZ, Lau TK, Liao C. Discordant results between fetal karyotyping and non-invasive prenatal testing by maternal plasma sequencing in a case of uniparental disomy 21 due to trisomic rescue. Prenat Diagn. 2013 Jun;33(6):598-601.

94. Choi H, Lau TK, Jiang FM, Chan MK, Zhang HY, Lo PS, Chen F, Zhang L, Wang W. Fetal aneuploidy screening by maternal plasma DNA sequencing: 'false positive' due to confined placental mosaicism. Prenat Diagn. 2013 Feb;33(2):198-200.

95. Rava RP, Srinivasan A, Sehnert AJ, Bianchi DW. Circulating fetal cell-free DNA fractions differ in autosomal aneuploidies and monosomy X. Clin Chem. 2014 Jan;60(1):243-50.

96. Osborne CM, Hardisty E, Devers P, Kaiser-Rogers K, Hayden MA, Goodnight W, Vora NL. Discordant noninvasive prenatal testing results in a patient subsequently diagnosed with metastatic disease. Prenat Diagn. 2013 Jun;33(6):609-11.

97. Hall AL, Drendel HM, Verbrugge JL, Reese AM, Schumacher KL, Griffith CB, Weaver DD, Abernathy MP, Litton CG, Vance GH. Positive cell-free fetal DNA testing for trisomy 13 reveals confined placental mosaicism. Genet Med. 2013;15(9):729-32.

98. Futch T, Spinosa J, Bhatt S, de Feo E, Rava RP, Sehnert AJ. Initial clinical laboratory experience in noninvasive prenatal testing for fetal aneuploidy from maternal plasma DNA samples. Prenat Diagn. 2013 Jun;33(6): 569-74.

99. Grömminger S, Yagmur E, Erkan S, et al. Fetal Aneuploidy Detection by Cell-Free DNA Sequencing for Multiple Pregnancies and Quality Issues with Vanishing Twins. J Clin Med 2014;3:679-92.

100. Canick JA, Palomaki GE, Kloza EM, et al. The impact of maternal plasma DNA fetal fraction on next generation sequencing tests for common fetal aneuploidies. Prenat Diagn 2013; 33:667-674.

101. Crooks K, Edwardsen G, O'Connor S, Powell C, Vargo D, Vora N, Kaiser-Rogers K. Cell-free DNA testing in a trisomy 21 pregnancy with confined placental mosaicism for a cell line with trisomy for both chromosomes 18 and 21. Clin Case Rep. 2015 Nov 9;4(1):19-22.

102. Lebo RV, Novak RW, Wolfe K, Michelson M, Robinson H, Mancuso MS. Discordant circulating fetal DNA and subsequent cytogenetics reveal false negative, placental mosaic, and fetal mosaic cfDNA genotypes. J Transl Med. 2015 Aug 11;13:260.

103. Mao J, Wang T, Wang BJ, Liu YH, Li H, Zhang J, Cram D, Chen Y. Confined placental origin of the circulating cell free fetal DNA revealed by a discordant non-invasive prenatal test result in a trisomy 18 pregnancy. Clin Chim Acta. 2014 Jun 10;433:190-3.

104. Dondorp W, de Wert G, Bombard Y, Bianchi DW, Bergmann C, Borry P, Chitty LS, et al. Non-invasive prenatal testing for aneuploidy and beyond: challenges of responsible innovation in prenatal screening. Summary and recommendations. Eur J Hum Genet. 2015 Apr 1. doi: 10.1038/ejhg.2015.56

105. Papageorgiou EA, Koumbaris G, Kypri E, Hadjidaniel M, Patsalis PC. The Epigenome View: An Effort towards Non-Invasive Prenatal Diagnosis. Genes (Basel). 2014 Apr 9;5(2):310-29.

106. Poon LL et al.: Differential DNA Methylation between Fetus and Mother as a Strategy for Detecting Fetal DNA in Maternal Plasma. Clin Chem. 2002;48:35-41.

107. Chim SS, Tong YK, Chiu RW, Lau TK, Leung TN, et al.: Detection of the placental epigenetic signature of the maspin gene in maternal plasma. Proc Natl Acad Sci U S A 2005;102: 14753–147580.

108. Tong YK, Ding C, Chiu RW, Gerovassili A, Chim SS, et al.: Noninvasive prenatal detection of fetal trisomy 18 by epigenetic allelic ratio analysis in maternal plasma: Theoretical and empirical considerations. Clin Chem. 2006;52:2194-2202.

109. Chan KC, Ding C, Gerovassili A, Yeung SW, Chiu RW, et al.: Hypermethylated RASSF1A in maternal plasma: A universal fetal DNA marker that improves the reliability of noninvasive prenatal diagnosis. Clin Chem. 2006; 52:2211-2218.

110. Chim SS, Jin S, Lee TY, Lun FM, Lee WS, et al.: Systematic search for placental DNA-methylation markers on chromosome 21: toward a maternal plasma-based epigenetic test for fetal trisomy 21. Clin Chem. 2008; 54: 500–511.

111. Lun FM, Chiu RW, Leung TY, Leung TN, Lau TK, et al.: Epigenetic analysis of RASSF1A gene in cell-free DNA in amniotic fluid. Clin Chem 2007;53: 796-798.

112. Old RW et al.: Candidate epigenetic biomarkers for noninvasive prenatal diagnosis of Down syndrome. Reprod Biomed 2007;15:227-235.

113. Papageorgiou EA, Fiegler H, Rakyan V, Beck S, Hulten M, Lamnissou K, Carter NP, Patsalis PC. Sites of differential DNA methylation between placenta and peripheral blood: molecular markers for noninvasive prenatal diagnosis of aneuploidies. Am J Pathol. 2009;7: 1609-1618.

114. Lim JH, Kim SY, Park SY, Lee SY, Kim MJ, Han YJ, Lee SW, Chung JH, Kim MY, Yang JH, Ryu HM. Noninvasive epigenetic detection of fetal trisomy 21 in first trimester maternal plasma. PLoS One. 2011;7:e27709.

115. Tong YK, Chiu RW, Akolekar R, Leung TY, Lau TK, Nicolaides KH, Lo YM. Epigenetic-genetic chromosome dosage approach for fetal trisomy 21 detection using an autosomal genetic reference marker. PLoS One. 2010 Dec 20;5(12):e15244.

116. Lim JH, Lee DE, Park SY, Kim DJ, Ahn HK, Han YJ, Kim MY, Ryu HM. Disease specific characteristics of fetal epigenetic markers for non-invasive prenatal testing of trisomy 21. BMC Medical Genomics 2014; 7:1.

117. Papageorgiou EA, Karagrigoriou A, Tsaliki E, Velissariou V, Carter NP, Patsalis PC. Fetal-specific DNA methylation ratio permits noninvasive prenatal diagnosis of trisomy 21. Nat Med. 2011;7:510–513.

118. Tsaliki E, Papageorgiou EA, Spyrou C, Koumbaris G, Kypri E, Kyriakou S, Sotiriou C, Touvana E, Keravnou A, Karagrigoriou A, Lamnissou K, Velissariou V, Patsalis PC. MeDIP real-time qPCR of maternal peripheral blood reliably identifies trisomy 21. Prenat Diagn. 2012;7:996-1001.

119. Hatt L, Aagaard MM, Graakjaer J, Bach C, Sommer S, Agerholm IE, Kølvraa S, Bojesen A. Microarray-Based Analysis of Methylation Status of CpGs in Placental DNA and Maternal Blood DNA—Potential New Epigenetic Biomarkers for Cell Free Fetal DNA-Based Diagnosis. PLoS One. 2015 Jul 31;10(7):e0128918.

120. Ioannides M, Papageorgiou EA, Keravnou A, Tsaliki E, Spyrou C, Hadjidaniel M, Sismani C, Koumbaris G, Patsalis PC. Inter-individual methylation variability in differentially methylated regions between maternal whole blood and first trimester CVS. Mol Cytogenet. 2014 Nov 1;7(1):73. (Review)

121. Jensen TJ, Kim SK, Zhu Z, Chin C, Gebhard C, Lu T, Deciu C, van den Boom D, Ehrich M. Whole genome bisulfite sequencing of cell-free DNA and its cellular contributors uncovers placenta hypomethylated domains. Genome Biol. 2015;16:78.

122. Lee da E, Lim JH, Kim MH, Park SY, Ryu HM. Novel Epigenetic Markers on Chromosome 21 for Noninvasive Prenatal Testing of Fetal Trisomy 21. J Mol Diagn. 2016 May;18(3):378-87.

123. Xiang Y, Zhang J, Li Q, Zhou X, Wang T, Xu M, Xia S, Xing Q, Wang L, He L, Zhao X. DNA methylome profiling of maternal peripheral blood and placentas reveal potential fetal DNA markers for non-invasive prenatal testing. 2014 Sep;20(9):875-84.

124. Joubert BR, Felix JF, Yousefi P, et al. DNA Methylation in Newborns and Maternal Smoking in Pregnancy: Genome-wide Consortium Meta-analysis. Am J Hum Genet. 2016 Apr 7;98(4):680-96.

Zukünftige Entwicklungen in der genetischen Diagnostik

5. Zukünftige Entwicklungen in der genetischen Diagnostik

Die Methoden in der humangenetischen Diagnostik haben sich in den letzten Jahren rasant weiterentwickelt, und ein Ende dieser Entwicklung ist noch nicht in Sicht. Durch die Anwendung der neuen Hochdurchsatztechnologien wurden viele Krankheitsursachen aufgeklärt und Risikoprognosen weiter verbessert. Das zeigen auch die neuen nichtinvasiven molekulargenetischen Tests in der pränatalen Diagnostik. Dabei verändert sich aber auch das Spektrum der Leistungsanbieter, da die neuen Technologien immer häufiger von großen kommerziellen Laboratorien in die klinische Praxis transferiert und dann als medizinische Dienstleistung angeboten werden. Dies könnte auch zur Folge haben, dass viele der kleinen medizinischen Laboratorien als Leistungsanbieter eventuell nicht weiter bestehen werden und sich die Landschaft der Anbieter genetischer Diagnostik damit in den nächsten Jahren verändern wird.

Eine Schwierigkeit besteht auch darin, die neuen komplexen naturwissenschaftlichen und medizinischen Informationen den versorgenden Ärzten und auch den Patienten verständlich zu vermitteln. Zusätzlich können durch die neuen diagnostischen Ansätze auch Informationen gewonnen werden, die mit der eigentlichen Indikation nicht mehr im Zusammenhang stehen. Diese Zusatzinformationen können jedoch klinisch relevant sein, und der Patient muss in Zukunft auch entscheiden, welche Informationen er wissen möchte und welche er nicht wissen möchte. Dies setzt aber wiederum voraus, dass das gesamte diagnostische Prinzip auch grundsätzlich verstanden wurde und die Patienten vor der Diagnostik umfassend beraten wurden. Damit muss auch mehr Zeit in die Patientenaufklärung und in die genetische Beratung investiert werden, was den klinischen Alltag vieler Praxen zusätzlich beanspruchen wird. Dieser Aspekt muss bei den weiteren Entwicklungen dringend mit berücksichtigt werden und es müssen dann auch entsprechende Ressourcen für die zusätzliche Aufklärung und Beratung geschaffen werden.

Doch mit welchen diagnostischen Entwicklungen, müssen wir in naher Zukunft rechnen und machen alle neuen Entwicklungen auch wirklich Sinn?

5.1. Erweiterung der NIPT

5.1.1. Erweiterung des NIPT-Angebotes für Mehrlingsschwangerschaften

In der Zwischenzeit wurden mehrere kleine Studien durchgeführt, die gezeigt haben, dass die NIPT auch bei Mehrlingsschwangerschaften zuverlässige Ergebnisse liefern [1-5]. Dabei zeigte sich, dass bei Mehrlingsschwangerschaften ein besonderes Augenmerk auf den Anteil der fetalen DNA gerichtet werden muss. Bei Einlingsschwangerschaften muss der Anteil der fetalen DNA ≥4 % liegen, um zuverlässige Ergebnisse durch MPS erzielen zu können. Bei Zwillingsschwangerschaften reicht dieselbe fetale DNA-Fraktion aus, wenn die Feten konkordante Chromosomensätze aufweisen. Bei Zwillingsschwangerschaften mit diskordanten Chromosomensätzen ist jedoch insgesamt eine fetale DNA-Fraktion von mindestens 8 % erforderlich, so dass jeder der beiden Feten mit ≥4 % fetaler DNA repräsentiert ist. Eine genaue Bestimmung der fetalen DNA-Extraktion ist deshalb bei Mehrlingsschwangerschaften vor jeder MPS-Analyse absolut erforderlich. NIPT-Ergebnisse aus Zwillingsschwangerschaften mit niedriger DNA-Fraktion sollten immer vorsichtig interpretiert und kritisch hinterfragt werden. Die Komplexität nimmt bei höhergradigen Mehrlingsschwangerschaften mit jedem zusätzlichen Feten natürlich zu und muss entsprechend berücksichtigt werden.

Die Problematik der fetalen DNA-Fraktion spielt auch eine große Rolle bei Schwangerschaften mit *Vanishing Twins.* Der Anteil des fetalen DNA-Gehalts des *Vanishing Twins* kann dabei so groß sein, dass die DNA-Fraktion des überlebenden Zwillings unterrepräsentiert ist und es dann zu nicht repräsentativen Ergebnissen und dadurch zu falschen Schlussfolgerungen kommen kann [4,5]. Deshalb sollte auch vor jeder NIPT eine Ultraschalluntersuchung stattfinden, die klärt, ob es sich um eine Einlings- oder Mehrlingsschwangerschaft handelt und die die Möglichkeit des Auftretens eines *Vanishing Twins* weitgehend ausschließt.

Abschließend ist zu bemerken, dass eine genaue Kalkulation der Zuverlässigkeit für das Aneuploidie-Screening mittels NIPT bei Zwillingsschwangerschaften auf Grund der zu geringen Fallzahlen nach wie vor nicht möglich ist [6].

5.1.2. Erweiterung des NIPT-Angebotes für alle Schwangeren

Die meisten klinischen NIPT-Aneuploidie-Studien wurden bisher in Patientenkollektiven mit einem erhöhten *a priori*-Risiko für eine Aneuploidie durchgeführt. Die in diesen Studien ermittelten Ergebnisse können aber nicht einfach auf das gesamte Kollektiv der Schwangeren übertragen werden, da sich die Prävalenz der Aneuploidien in dieser Gruppe von denen in Hochrisikokollektiven unterscheidet. Damit werden sich auch die Detektionsraten und die Anzahl an falsch-positiven Fällen verändern und damit auch der prädiktive positive Vorhersagewert modifiziert.

Doch werden in einem Patientenkollektiv mit niedrigerem *a priori*-Risiko diese Werte unbedingt schlechter? Betrachtet man dabei einige Variablen genauer ist dies nicht unbedingt zu erwarten!

1. Eine Schlüsselkomponente ist die Fraktion der cffDNA im mütterlichen Blut. In einer ersten Studie konnte gezeigt werden, dass sich die fetale DNA-Fraktion zwischen Schwangerschaften mit einem hohen und einem niedrigen *a priori*-Risiko nicht signifikant unterscheidet [7]. Des Weiteren zeigten sich auch keine entscheidenden Unterschiede bei der fetalen DNA-Fraktion oder bei der Testperformance, wenn innerhalb einer Hochrisikogruppe eine Unterteilung nach spezifischen Indikationen erfolgte [8].

Dies bedeutet, dass bezüglich dieser Faktoren keine signifikanten Unterschiede bei Frauen mit einem hohen oder niederen *a priori*-Risiko zu erwarten sind.

2. Eine wichtige Komponente ist auch die Anzahl der falsch-positiven Fälle, weil dieser Wert zusammen mit der Prävalenz maßgeblich den positiven Vorhersagewert einer Untersuchung beeinflusst. Das bedeutet: In der Regel findet sich in einem Untersuchungskollektiv mit einer niedrigen Prävalenz eine höhere Falsch-Positiv-Rate und damit auch ein niedrigerer positiver Vorhersagewert. Diese Annahme ist vor allem dann nachvollziehbar, wenn die falsch-positiven Fälle hauptsächlich auf zufällige Faktoren wie z.B. Laborfehler oder eine zu niedrige fetale DNA-Fraktion zurückzuführen sind. Diese Annahme ist aber nicht nachvollziehbar, wenn die falsch-positiven Fälle hauptsächlich auf systematische Faktoren wie feto-plazentare Mosaike zurückzuführen sind. Geht man davon aus, dass diese Mosaike vor allem in den Keimzellen von älteren Frauen vorkommen, würde sich die Anzahl der falsch-positiven Fälle in einem Kollektiv mit jüngeren Frauen sogar reduzieren und eventuell sogar zu einem besseren positiven Vorhersagewert führen.

Erste Studien in Patientenkollektiven mit einem niedrigen *a priori*-Risiko schienen diese Vermutungen zu bestätigen (☞ Kapitel 4.4.3. und [9]). Neuere Daten zeigen jedoch, dass die positiven prädiktiven Werte in diesen Patientenkollektiven für alle getesteten Trisomien (13, 18 und 21) schlechter sind sind und nicht dieselbe hohe Testsensitivität wie in den Risikokollektiven erreicht wird [10-12]. Gleichwohl werden jedoch auch in den Patientenkollektiven mit einem niedrigen *a priori*-Risiko für alle getesteten Trisomien (13, 18 und 21) sehr gute negative prädiktive Werte erzielt; das heißt die Anzahl der falsch-negativen Befunde lag unter 1:1.000. Deshalb sollten nach Meinung der Autoren in Zukunft die NIPT-Verfahren zur Detektion von fetalen Aneuploidien nicht nur den Frauen mit einem hohen *a priori*-Risiko angeboten werden, sondern auch den Frauen mit einem niedrigen *a priori*-Risiko zugänglich gemacht werden.

5.1.3. Erweiterung der Untersuchungsmöglichkeiten

Aneuploidie-Screening für alle Chromosomen

Mit den gesamtgenomischen Testsystemen (rMPS) kann ohne großen technischen Mehraufwand ein **Aneuploidie-Screening für alle Chromosomen** durchgeführt werden. Durch die Erhöhung der Sequenziertiefe und adaptierte Algorithmen kann dabei vermutlich ohne große Probleme die Qualität einer konventionellen pränatalen zytogenetischen Chromosomenanalyse erreicht werden.

Vom klinischen Gesichtspunkt aus gesehen, muss ein Aneuloidie-Screening für alle Chromosomen kritisch betrachtet werden. Die Erfahrungen aus Chorionzottenanalysen lassen vermuten, dass der Großteil der zusätzlich detektierten Aneuploidien mit großer Wahrscheinlichkeit auf Plazentabegrenzte Mosaike zurückzuführen sein würde und dass damit auch die Anzahl der falsch-positiven Befunde deutlich ansteigen würde. Dies hätte dann wieder unnötige invasive Eingriffe zur Folge [13].

Detektion submikroskopischer Chromosomenveränderungen

Durch eine weitere Erhöhung der Sequenziertiefe können dann auch **submikroskopische Chromo-**

somenveränderungen wie Mikrodeletionen und Mikroduplikationen detektiert werden. Erste Publikationen beschrieben dabei den erfolgreichen Nachweis von Mikrodeletionen und Mikroduplikationen in einem Auflösungsbereich von 300 kb bis 3 Mb [14-17]. Dabei wird eine Testsensitivität von bis zu 99 % erreicht. In der Zwischenzeit gibt es erste Laboratorien, die Untersuchungen für ein ausgewähltes Spektrum an Mikrodeletionssyndromen kommerziell anbieten (BGI, Natera, SQNM, ILMN). Konkrete Studiendaten zur diagnostischen Zuverlässigkeit dieser Testsysteme sind aber momentan noch nicht verfügbar.

Weder ein Aneuploidie-Screening für alle Chromosomen noch die Detektion submikroskopischer Chromosomenveränderungen erfüllen momentan die generellen Kriterien für einen anerkannten Screeningtest und sollten deshalb nicht in der Routinediagnostik eingesetzt werden [13]. Ein spezifischer Einsatz bei gezielten Fragestellungen stellt eine mögliche Ausnahme dar. Auch die internationalen Fachgesellschaften (z.B. ACOG) empfehlen momentan nur den routinemäßigen Einsatz der NIPT für das Screening der Trisomien 13, 18 und 21.

Gesamtgenomische Sequenzierung

Erhöht man die Sequenziertiefe weiter, sind eigentlich keine methodischen Auflösungsgrenzen mehr vorhanden, was bedeutet, das prinzipiell **das gesamte Genom** untersucht werden kann. Damit können dann alle monogenen Veränderungen und Aneuploidien mit nur einer Analyse detektiert

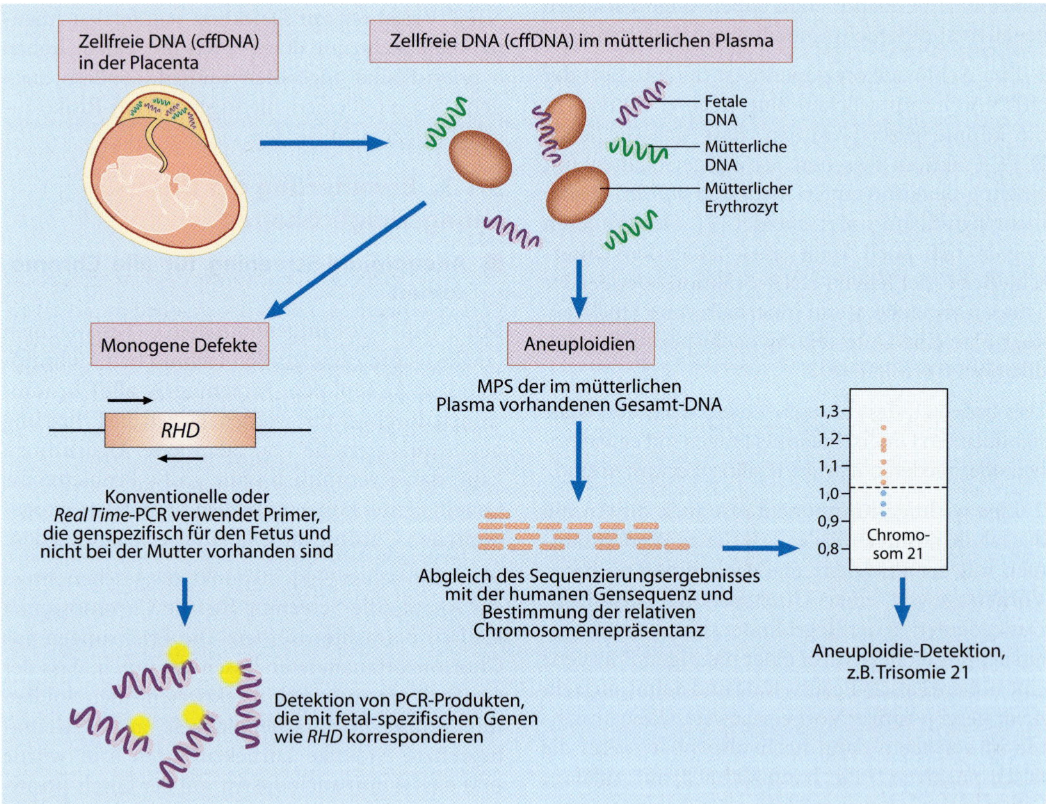

Abb. 5.1: Wie bereits im Kapitel 4. beschrieben, stammt die zellfreie fetale DNA (cffDNA) aus Plazentazellen ab. In der mütterlichen Zirkulation können diese DNA-Bruchstücke isoliert und für verschiedene molekulargenetische Untersuchungen verwendet werden. So können beispielsweise einzelne Gene untersucht werden, um z.B. den fötalen Rhesus-Status bei Rhesus-negativen Schwangeren zu bestimmen (links, ☞ Punkt 4.3.2.) oder mit Hilfe von NGS große Bereiche des Genoms zu amplifizieren und charakterisieren, um z.B. Aneuploidien festzustellen (☞ Punkt 4.4.). Unter der Berücksichtigung biologischer Grenzen (☞ Punkt 4.4.6.) sind jedoch bei einer ausreichend hohen Sequenziertiefe eigentlich keine methodischen Auflösungsgrenzen mehr vorhanden, so dass prinzipiell auch das gesamte Genom untersucht werden kann.

werden (☞ Abb. 5.1). Selbst der Nachweis von balancierten familiären Translokationen wird dann über die Sequenzierung der Translokationsbruchpunkte möglich.

Erste Publikationen haben gezeigt, dass eine gesamtgenomische Analyse der cffDNA auch wirklich durchführbar ist [16,18-20]. Eine sinnvolle klinische Anwendung einer gesamtgenomischen Analyse ist zum momentanen Zeitpunkt aber sehr fraglich, da die großen Menge an genetischen Daten mit unklaren klinischen Konsequenzen vermutlich mehr Fragen aufwerfen als Antworten geben. Eine NIPT-Paneldiagnostik für spezifische klinische Fragestellungen könnte aber in naher Zukunft durchaus Realität werden, da dabei eine gezielte Diagnostik mit einem vertretbaren finanziellen Aufwand möglich ist. Informationen zur Planung eines individualisierten familiären Untersuchungspanels könnten dann zum Beispiel im Vorfeld durch präkonzeptionelle Anlageträgertests beider Eltern gewonnen werden.

5.2. Präkonzeptionelle Anlageträgertests

Präkonzeptionelle Anlageträgertests geben Aussagen darüber, inwieweit Menschen, die selbst klinisch unauffällig sind, Anlageträger für schwere rezessive genetische Erkrankungen sein können (☞ Abb. 5.2).

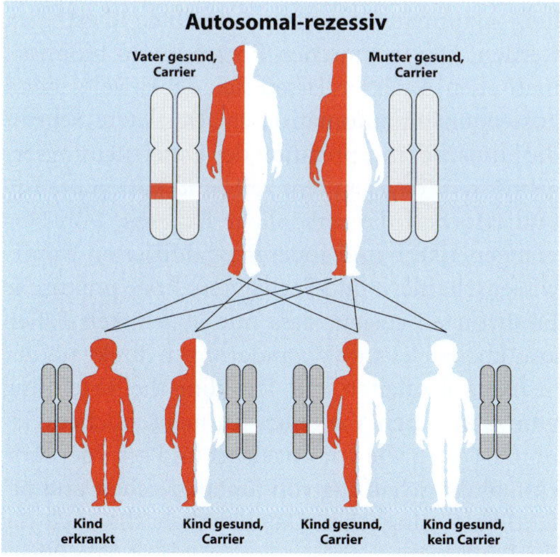

Abb. 5.2: Ein Paar, Mutter und Vater, sind beide Anlageträger für eine schwere rezessive genetische Erkrankung: Möglichkeiten der Vererbung auf ein zukünftiges Kind.

Solche Tests ermöglichen es Paaren mit Kinderwunsch schon vor einer Schwangerschaft abzuklären, ob ein Risiko besteht, dass ihr zukünftiges Kind von einer solch schweren rezessiv vererbten genetischen Erkrankung (z.B. Zystische Fibrose) betroffen sein wird (☞ Abb. 5.2). Es sind dazu bereits mehrere Testsysteme auf dem internationalen Markt kommerziell verfügbar. In diesen Testsystemen werden nicht nur

- im Kindesalter tödlich verlaufende Krankheiten

diagnostiziert, sondern auch

- behandelbare Stoffwechselstörungen
- leichtere genetische Erkrankungen
- Genveränderungen mit variabler Expressivität
- unvollständiger Penetranz und auch
- spät manifestierende Erkrankungen

Eine zusätzliche Einbeziehung der Analyse von Genen mit weniger klinisch relevanten Parametern bringen weitere neue Herausforderungen mit sich. Nach welchen Kriterien dabei ausgewählt wird und wer darüber entscheidet was und wie getestet werden soll oder darf, ist momentan ungeklärt.

Der potenzielle Anwendungsbereich aufgrund der großen Anzahl von rezessiven Genen und die Tatsache, dass eigentlich jeder Mensch Anlageträger von mehreren rezessiv vererbbaren krankheitsrelevanten Mutationen ist, stellt vollig neue Anforderungen an die genetische Beratung, sowohl in der Quantität und der Qualität. Eine adäquate genetische Beratung durch einen Facharzt für Humangenetik könnte auf Grund der bereits jetzt limitierten Ressourcen nicht geleistet werden, falls das Angebot präkonzeptioneller Tests auf eine breitere gesellschaftliche Akzeptanz stoßen sollte.

Zentrale ethische Fragen sind ebenfalls noch nicht beantwortet. Haben diese Tests nur einen Einfluss auf individuelle Entscheidungen zur Vermeidung von familiären Erkrankungen oder spielen auch gesellschaftliche Interessen eine Rolle? Wird das persönliche "Recht auf Nichtwissen" relativiert durch eine gesellschaftliche "Pflicht des Wissens"? Die gesellschaftlichen Erwartungen und Veränderungen können daher momentan nur vage eingeschätzt werden. Es kann keinesfalls ausgeschlossen werden, dass sich ein gewisser gesellschaftlicher Erwartungsdruck zur Nutzung entsprechender Testangebote entwickelt. Es kommt dabei zu einer

Vorverlagerung der genetischen Diagnostik vor das Auftreten einer Erkrankung, aber auch vor die Pränataldiagnostik. Es werden Anlageträgerschaften auch bei Paaren diagnostiziert, in deren Familien bisher keine Hinweise auf genetische bedingte Erkrankungen oder Krankheitsrisiken vorliegen. Daraus könnten sich längerfristig sogar die Kriterien der Partnerwahl verändern.

Auf jeden Fall werden die neuen Testsysteme einen Einfluss auf die Schwangerenvorsorge und auch auf die Pränataldiagnostik haben, und wir sind gefordert uns auf diese Veränderungen vorzubereiten. Dazu gehört auch die Vermittlung des erforderlichen Hintergrundwissens an die verantwortliche Ärzteschaft.

5.3. Gesamtgenomische Sequenzierung

Wie bereits beschrieben, werden die neuen Sequenziertechnologien auch zunehmend in der ärztlichen Praxis angewendet und verändern damit auch die Patientenversorgung.

Das *Human Genome Project* (HGP) wurde 1984 in Planung gebracht und von 1990 bis 2003 durchgeführt, um das Genom eines Menschen vollständig zu sequenzieren. Dabei waren 20 Universitäten aus den USA, England, Japan, Frankreich, Deutschland und China involviert. Die Gesamtkosten dieses Projektes beliefen sich dabei auf über 3 Milliarden US-Dollar. Durch den kommerziellen Kontrahenten Craig Venter mit seiner Firma Celera Genomics sollte das Genom zu einem Bruchteil dieser Kosten und deutlich schneller sequenziert werden. Dabei wurde die heute gängige *Whole Genome Shotgun Sequencing*-Technologie erstmals angewendet. Nicht einmal 10 Jahre später war es durch neueste technologische Fortschritte möglich, das komplette Genom für eine genetische Diagnostik mit ausreichender Qualität für nur 10.000 US-Dollar und innerhalb von nur zwei Wochen zu sequenzieren. Heute ist es bereits möglich, ein menschliches Genom in diagnostischer Qualität in wenigen Tagen für weniger als 1.000 US-Dollar zu sequenzieren. Und es wird an der Entwicklung noch schnellerer und leistungsstärkerer Sequenziergeräte gearbeitet, sodass davon auszugehen ist, dass die Sequenzierpreise noch weiter fallen werden (☞ Abb. 5.3).

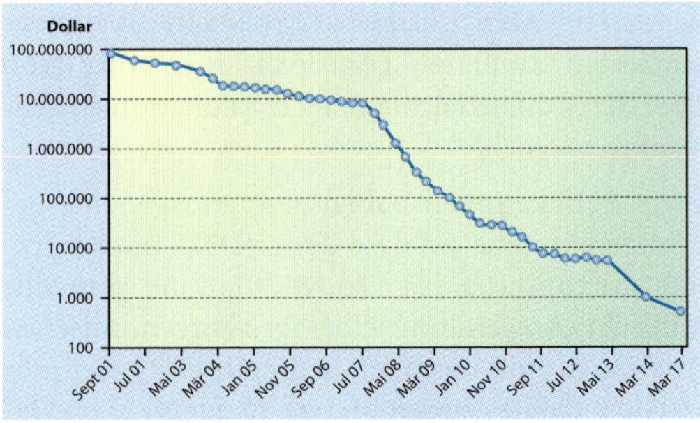

Abb. 5.3: Abfall der Sequenzierpreise für eine genetische Diagnostik des kompletten menschlichen Genoms von September 2001 bis März 2014. Beachte die logarithmische Skalierung.

Eine Exom-Sequenzierung, das heißt eine Sequenzierung aller proteincodierenden Bereiche des Genoms, wird von kommerziellen Anbietern schon für einen Preis unter 500 US-Dollar angeboten. Diese Entwicklungen sind auf die technischen Weiterentwicklungen der neuen Sequenzierverfahren zurückzuführen, die eine Kostenreduktion um den Faktor 100 bis 10.000 ermöglichen und damit auch einen gewaltigen methodischen Umbruch in der humangenetischen Diagnostik bewirken werden. Dabei ist aber auch zu berücksichtigen, dass die technisch generierte Sequenzinformation alleine noch nicht das Untersuchungsergebnis darstellt. In der Patientenversorgung müssen diese Rohdaten mittels bioinformatischer Analysen und einer medizinischen Befunderstellung zu humangenetischen Gutachten übertragen werden. Die technischen Prozesse und bioinformatischen Analysen lassen sich dabei weitgehend kostengünstig automatisieren. Der letzte Schritt, die klinische Interpretation der Untersuchungsergebnisse ist dagegen sehr zeit- und kostenintensiv und erfordert die persönliche Expertise von Humangenetikern und anderen qualifizierten Naturwissenschaftlern und Fachärzten. Erste praktische Erfahrungen zeigen, dass nur in seltenen Fällen krankheitsrelevante Veränderungen direkt aus der Sequenz abzuleiten sind. Die klinische Bedeutung von zahlreichen Varianten im menschlichen Genom ist nach wie vor ungeklärt und erfordert erst einmal die Schaffung von umfangreichen und öffentlich zugänglichen Datenbanken, die auch für die Patientenversorgung geeignet sind. Die Pflege und die Qualitätskontrolle dieser Datenbanken stellt dann die nächste Herausforderung dar.

Neben diesen bioinformatischen Herausforderungen, sind natürlich auch hier die rechtlichen und gesellschaftlichen Rahmenbedingungen zu beachten. Die Persönlichkeitsrechte der Testpersonen müssen geschützt werden und die "Genetisierung" der Medizin muss sinnvoll und praktikabel in den klinischen Arbeitsalltag integriert werden. Vor allem muss dabei auch der erhöhte Beratungsbedarf und damit auch der vermehrte Bedarf an genetischen Beratern berücksichtigt werden. Große internationale Projekte wie das MedSeq-Projekt (www.genomes2people.org) beschäftigen sich bereits mit diesen Fragestellungen und entwickeln Prozesse um die genetische Sequenzdaten sinnvoll in die klinische Medizin zu integrieren.

5.4. Neugeborenen-Screening

Eine zusätzliche Herausforderung würde dabei der Transfer der neuen Technologien in das Neugeborenen-Screening darstellen [21,22]. Erste Ansätze wie das BabySeq-Projekt (www.genomes2people.org) laufen bereits. Dabei soll geklärt werden, in wie weit ein genomisches Neugeborenen-Screening sinnvoll ist und ob die erlangten Informationen den Neugeborenen und ihren Familien wirklich helfen, oder ob sie nur zu Verunsicherungen und Problemen führen. Führen wir das Szenario eines genomischen Neugeborenen-Screenings gedanklich weiter fort, so könnte das Ergebnis eine gesamtgenomische Sequenzierung aus Nabelschnurblut des Neugeborenen sein. Die klinisch relevanten genetischen Sequenzen könnten dann auf einem Datenträger abgelegt werden und je nach klinischem Bedarf oder persönlichem Wissensbedarf, im Verlauf des Lebens analysiert werden. Dies hätte zur Folge, dass nach dem erfolgten gesamtgenomischen Neugeborenen-Screening so gut wie keine weiteren genetisch diagnostischen Untersuchungen mehr erforderlich wären und behandelnde Ärzte sofortigen Zugriff auf die klinisch relevanten genetischen Daten ihres Patienten hätten. In einem solchen Szenario hat der Zugang zu den Daten und der Schutz dieser Daten eine ganz entscheidende Bedeutung. Der unbefugte Zugriff auf diese Daten und ein möglicher Missbrauch (genetische Diskriminierung) muss unbedingt verhindert werden. Es wird derzeit schon an implantierbaren Datenträgern (VeriChips, RFID-Technologie) gearbeitet, die bereits von der amerikanischen FDA auch für Menschen zugelassen wurden. Sie haben die Größe eines Reiskorns und enthalten eine 16-stellige Codenummer. Verknüpft mit einer Datenbank können dann z.B. die Daten der Krankenakte abgerufen werden.

Parallel zu den technologischen Entwicklungen beim NGS werden zusätzlich neue Untersuchungsmethoden entwickelt, die neben den reinen Sequenzdaten eventuell auch Aussagen zu funktionellen Aspekten von genetischen Veränderungen ermöglichen und damit das klinische Spektrum von genetischen Screeningtests weiter komplementieren können. Ein interessantes Beispiel dafür sind z.B. die NIPT-Verfahren mittels miRNA-Analysen.

5.5. Technische Alternativen zum NGS

Durch die Entdeckung der cffDNA im mütterlichen Blut öffneten sich ganz neue Möglichkeiten für eine nichtinvasive pränatale Diagnostik. Anderen Molekülen im mütterlichen Blut wie z.B. den Mikro-RNAs (miRNAs) wurde weitaus weniger Beachtung geschenkt. Die Welt der RNA ist sehr komplex, wobei die bekannten (proteinkodierenden) Boten-RNAs (*messenger-*, mRNAs) nur eine relaltiv kleine Gruppe darstellen (☞ Abb. 5.4).

MiRNAs sind kleine (18 bis 25 Nukleotide), nicht-proteinkodierende RNA-Moleküle, die das Vermögen besitzen, alle Entwicklungsprozesse einer Zelle bzw. des gesamten Körpers zu regulieren, indem sie die proteinkodierenden *messenger*-RNAs (mRNAs) blockieren. Bis heute sind beim Menschen über 2.000 reife miRNAs bekannt (miRBase-Datenbank, www.mirbase.org).

So sind miRNAs beispielweise bei der embryonalen Entwicklung bereits ab Tag 5 nach Fertilisation im Stadium des frühen Blastozyten bei den Entwicklungsprozessen involviert [23]. Darüber hinaus sind sie auch an der endometrialen Stromazelldifferenzierung [24], der endometrialen Empfängnis [25], der Implantation [26,27] und sogar bei der Entbindung durch Verminderung der miRNA-Prozessierungsenzyme (DICER) sowie der mi-RNA-Expressionen in den chorioamniotischen Membranen involviert [28].

Im Rahmen einer kleinen *proof-of-principle*-Studie wurden differenziell exprimierte miRNAs im Plasma von gesunden Schwangeren im Vergleich zu Trisomie 21-Schwangeren identifiziert [29]. Eine

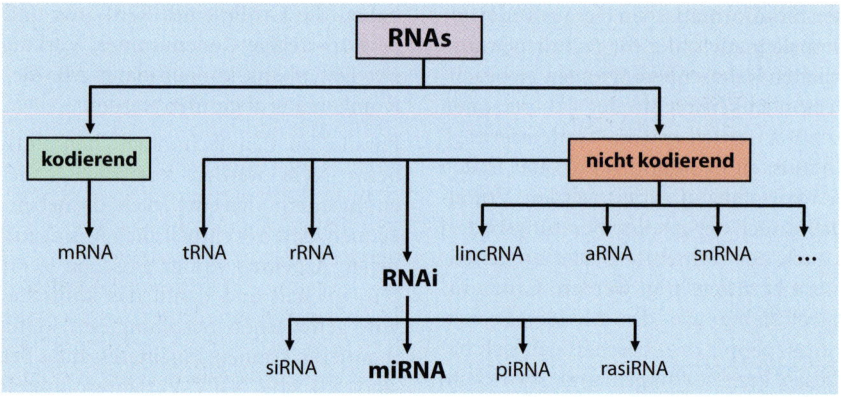

Abb. 5.4: Auswahlt unterschiedlicher RNA-Typen. **RNA** = Ribonukleinsäure, **mRNA** = *messenger*-RNA, **tRNA** = *transfer*-RNA, **rRNA** = ribosomale RNA, **RNAi** = RNA *interference*, **siRNA** = *small interfering* RNA, **miRNA** = Micro-RNA, **piRNA** = PIWI-*interacting* RNAs, **rasiRNA** = *repeat associated small interfering* RNA, **lincRNA** = *long intergenic non-coding* RNA, **aRNA** = *antisense*-RNA, **snRNA** = *small nuclear* RNA. Es gibt jedoch noch wesentlich mehr nicht kodierende RNAs.

miRNA, die als ultimativer Biomarker fungieren könnte, wurde zwar nicht gefunden; allerdings erlauben die quantitativen Ähnlichkeiten verschiedener miRNA-Expressionen zwischen Schwangeren mit einer Trisomie 21 und Schwangeren mit einer euploiden Schwangerschaft eine eindeutige Trennung beider Gruppen (☞ Abb. 5.5).

Somit wäre es in der Zukunft eventuell möglich, miRNA-Profile im Plasma der Schwangeren zu erfassen, die in Kombination mit einem mathematischen Algorithmus (Software) eine zuverlässige Identifizierung von Trisomie 21-Schwangerschaften erlauben. Darüber hinaus sind miRNAs im Vergleich zur cffDNA nicht nur statische Marker, sondern stellen dynamische Biomarker dar. Sind diese dynamischen Biomarker fötaler Herkunft, bergen sie theoretisch auch das Potenzial, nicht nur Aussagen zum Vorliegen einer Trisomie treffen zu können, sondern liefern ggf. auch Informationen über den Schweregrad bestimmter phänotypischer Konsequenzen dieser Trisomien. Ein kausaler Zusammenhang zwischen einer miRNA und der mentalen Retardierung wurde bereits hergestellt. Die miRNA-155 ist bei der Trisomie 21 überexprimiert. Dies führt im Hypocampus zu einer Reduktion des Faktors *Sorting Nexin* 27 (SNX27). Das wiederum resultiert in einer Unterbrechung der endosomalen Proteinsortierung und in einer verminderten Glutamat-Rezeptor-Expression in den hippokampalen Synapsen, wodurch Lern- und Erinnerungsfunktionen des Gehirns beeinflusst werden [30].

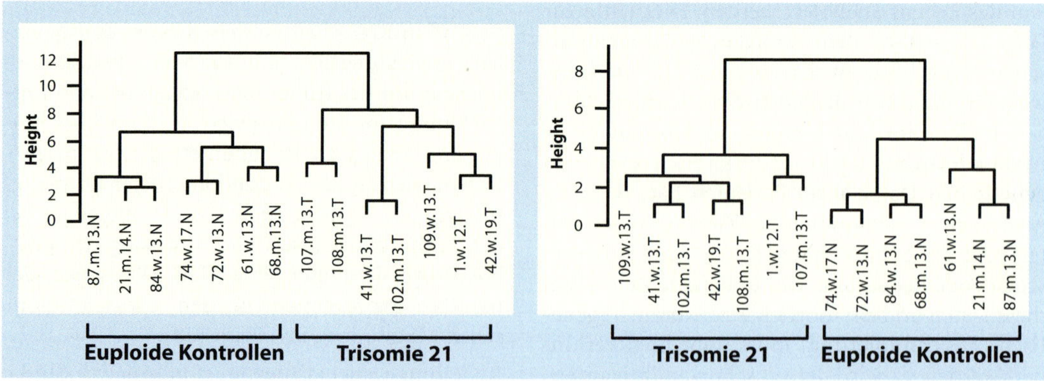

Abb. 5.5: Hierarchische Clusteranalyse (Sortieren nach Ähnlichkeiten) der 10 bzw. 20 am stärksten differentiell exprimierten miRNAs. Dies erlaubt eine eindeutige Trennung von euploiden Schwangeren (Kontrollen) und Trisomie 21-Schwangeren.

Es konnten im Rahmen einer eigenen Studie 36 miRNAs als potentielle Biomarker identifiziert werden. Diese wurden mit Hilfe eines bioinformatischen Programms auf deren Targets bzw. Funktionen untersucht. Mit Hilfe dieser Software ist es möglich, miRNA-Targets (d.h. mRNAs) zu identifizieren und diese dann in entsprechende Signalwege einzuordnen. Auf diese Weise konnten die in Tab. 5.1 aufgeführten Signalwege über die *Kyoto Enzyklopädie von Genen und Genomen* (KEGG) identifiziert werden.

KEGG-Signalwege	p-Wert
Mucin-Typ O-Glykan-Biosynthese	4.06E-13
Extrazelluläre Matrix (ECM)-Rezeptor-Interaktion	1.55E-09
Glykosaminoglykan-Biosynthese – Chondroitinsulfat	9.73E-05
TGF-beta-Signalweg	0.00039237
Endozytose	0.00145435

Tab. 5.1: Über die *Kyoto Enzyklopädie von Genen und Genomen* (KEGG) identifizierte Signalwege (nach [25]). Die miRNA-Targets wurden in verschiedenen Signalwegen angereichert. Signifikante Pathways werden über einen p-Wert kleiner 0.05 identifiziert.

Die Mucin-Typ O-Glykan-Biosynthese wurde als der am deutlichsten angereicherte KEGG-Signalweg identifiziert. Humanes Choriongonadotropin (HCG) ist ein von Plazentatrophoblasten und Trophoblasttumoren gebildetes Glykoprotein-Hormon [31]. Das hCG kann aus Urin- oder Blutproben nachgewiesen werden, was Vorhersagen zum Vorliegen einer Trisomie 21-Schwangerschaft zulässt. Der Antikörper B152 bindet dabei an das Kern-2-O-Glycan am Serin-132. Die Identifizierung dieses Signalwegs ist ein starker Hinweis darauf, dass bei Trisomie 21-Föten dysregulierte miRNAs für metabolische Modifikationen von Protein verantwortlich sein könnten. Der zweite Signalweg war die ECM-Rezeptor-Interaktion. Grossman et al. untersuchten die Wirkung der Co-Expression zweier Gene (DSCAM und COL6A2), die bei Trisomie 21 maßgeblich für die Kardiomyopathie verantwortlich sind [32]. Sie identifizierten die ECM-Rezeptor-Wechselwirkung als den bedeutendsten Pathway, was bedeutet, dass die identifizierten miRNAs möglicherweise in Prozesse eingreifen, die letztlich für die Kardiomyopathien bei Trisomie 21-Föten verantwortlich sein könnten. Es wurden jedoch auch miRNAs identifiziert, die signifikant Einfluss auf die TGF-beta-Signalwege sowie auf Glykosaminoglykane (GAG) nehmen. Beide sind mit geistiger Behinderung [33] und letzteres mit Multiorganversagen assoziiert. TGF-β sowie GAGs werden bereits als Biomarker in der pränatalen Diagnostik verwendet. So wurden z.B. bereits abnormale TGF-β-Werte im Fruchtwasser bei Trisomie 21-Schwangerschaften festgestellt [34]. Die Befunde deuten insgesamt stark darauf hin, dass die identifizierten miRNA-Biomarker eine starke Assoziation mit bekannten Trisomie 21-Pathomechanismen aufweisen.

Bislang unveröffentlicht sind eigene Beobachtung aus einer NGS-Studie, bei der die miRNA-Expressionen in Amniozyten und Chorionzotten von euploiden und Trimomie 21-Zellen miteinander verglichen wurden. Obwohl sich die dysregulierten miRNAs zwischen Amniozyten und Chorionzotten stark unterschieden, griffen sie überraschenderweise in die selben Pathways ein, die bereits im mütterlichen Plasma identifiziert werden konnten. Systemisch betrachtet deutet das darauf hin, dass die miRNA-Deregulierungen in Down-Syndrom-Zellen zwar gewebespezifisch sind, jedoch offensichtlich die selben Phänotypen hervorrufen.

Es ist bislang nicht sicher geklärt, ob die miRNAs im mütterlichen Blut plazentaren oder fetalen Ursprungs sind. Momentan geht man eher von einem plazentaren Ursprung aus [35], jedoch besteht theoretisch auch die Möglichkeit, dass miRNAs direkt vom Föten stammen. Bestimmte fetale Faktoren gelangen stetig durch die semipermeablen Membranen der Chorionzotten in die mit Flüssig keit gefüllten Zwischenräume. In diesen Zwischenräumen findet der feto-maternale Stoffaustausch statt. So können Nährstoffe (Sauerstoff, Wasser, Vitamine, Proteine [z.B. Antikörper], Kohlenhydrate, Elektrolyte), aber auch größere Partikel wie z.B. Viren (HIV, HepC) und Parasiten (Toxoplasma) die Plazenta passieren und in den fetalen Blutkreislauf gelangen. Auf umgekehrtem Weg gelangen so aber auch kontinuierlich fetale "Abfallprodukte" wie CO_2, Urin, Hormone und proteinogene Faktoren wie z.B. Bilirubin in das venöse Blut der Schwangeren. Es wäre daher möglich, dass proteingeschützte (freie) miRNAs sowie Vesikel-assoziierte miRNAs ebenfalls kontinuier-

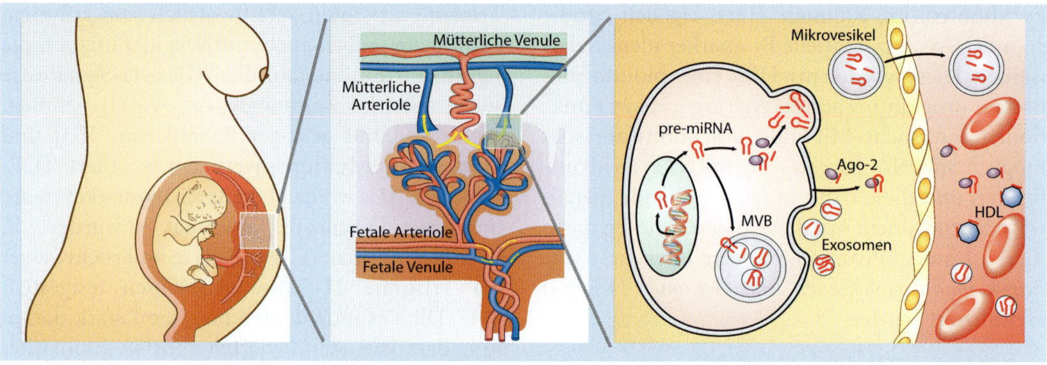

Abb. 5.6: Der Fötus ist über die Nabelschnur mit der Plazenta verbunden. Die mit Flüssigkeiten gefüllten Zwischenräume stellen dabei den Ort des Stoffaustausches dar, wo bidirektional "Faktoren" stetig feto-maternal ausgetauscht werden. So könnten möglicherweise auch Protein-geschützte sowie Vesikel-assoziierte miRNAs vom Föten in die mütterliche Zirkulation gelangen, wo sie möglicherweise als robuste Biomarker nachgewiesen werden können. Modif. nach [29].

lich in die mütterliche Zirkulation übergehen und dort nachweisbar sind. Die cffDNA wird durch sterbende (apoptotische) plazentare Zellen frei und gelangt so in die mütterliche Zirkulation. Da die cffDNA extrazellulär nicht mehr vor den im Blutplasma befindlichen Nukleasen geschützt ist, wird sie relativ schnell abgebaut. Die Mechanismen, wie die cffDNA bzw. miRNAs in die mütterliche Zirkulation übergehen, unterscheiden sich daher möglicherweise grundlegend.

Wie aus der Abbildung 5.6 zu erkennen ist, können miRNAs entweder in einer proteingebundenen Form (Ago2, HDL, usw.) oder in einer Vesikelverpackten Form in die Zirkulation der Mutter gelangen. Beide Formen führen zu einer hohen Stabilität der extrazellulären miRNAs im Blutplasma. Studien haben gezeigt, dass sie bis zu 5 Tage bei Raumtemperatur ohne Zusätze von Stabilisatoren stabil bleiben, was sie als optimale Biomarker klassifiziert. Die Halbwertszeit der cffDNA liegt dagegen bei ca. 16 Minuten. Daher muss die cffDNA durch kostenintensive Zusätze in speziell entwickelten Blutentnahmeröhrchen stabilisiert werden. Für miRNAs reichen dagegen normale Serum- oder EDTA-Röhrchen aus. Da eine miRNA mehrere hundert Targets haben kann, reicht es theoretisch auch aus, nur eine geringe Anzahl an miRNA zu quantifizieren, um den funktionellen Zustand einer Zelle gut reflektieren zu können. Somit ist man auch nicht auf genetische Hochdurchsatzverfahren wie Mikroarrays oder NGS angewiesen, um z.B. eine fetale Trisomie im mütterlichen Blut nachzuweisen. In der Zukunft ist es eventuell möglich, einen PCR-basierten Schnelltest zur Erkennung einer Trisomie 21 zu entwickeln.

Die derzeitig eingesetzten NIPTs bieten aufgrund des plazentaren Ursprungs (Zytotrophoblast) der cffDNA lediglich die diagnostische Zuverlässigkeit einer Kurzzeit-Chorionzottenkultur. Sollte sich bewahrheiten, dass miRNAs maßgeblich fetalen und nicht plazentaren Ursprungs sind, könnte theoretisch die diagnostische Sicherheit wie bei einer Amniozentese erreicht werden. Zusätzlich könnten eventuell sogar auch prognostische Aussagen zum erwartenden Schweregrad der Erkrankung getroffen werden. Auf Grund des Potenzials der miRNA sollten diesem Biomarker für eine nichtinvasive pränatale Diagnostik in der Zukunft mehr Aufmerksamkeit geschenkt werden.

5.6. Sind alle neuen Entwicklungen wirklich sinnvoll?

Wie bereits beschrieben, entwickeln sich die technologischen Möglichkeiten in der medizinischen Diagnostik momentan sehr schnell weiter. Dabei sollte aber auch immer kritisch hinterfragt werden, ob eine technologische Neuentwicklung wirklich sinnvoll ist. Ein gutes Beispiel dafür ist die mögliche Einführung der nichtinvasiven pränatalen Genotypisierung zum Nachweis des fetalen Rhesus-Status.

Das Rhesus D (RhD)-Antigen ist neben dem AB0-Blutgruppensystem das am stärksten immunogene Antigen auf der Zelloberfläche von Erythrozyten. Spontane Einblutungen fetaler Erythrozyten werden als Feto-Maternale Hämorrhagie (FMH) bezeichnet.

Der Morbus haemolyticus neonatorum (MHN) ist durch eine meist schwere hämolytische Anämie des Feten gekennzeichnet, die mit einem ausgeprägten Ikterus und einem schweren Hydrops assoziiert sein kann. Bei Bilirubinkonzentrationen über 20 mg/dl drohen schweren Schädigungen des zentralen Nervensystems.

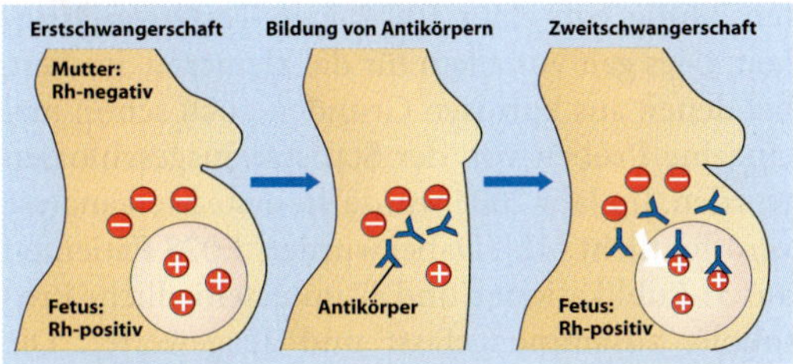

Abb. 5.7: Mechanismus der RHD-Inkompatibilität während der Schwangerschaft: Ist die Mutter Rhesus-negativ, der Fötus jedoch Rhesus-positiv, so ist eine Immunisierung der Mutter möglich (im Regelfall erst peripartal). Diese bildet dann Antikörper gegen das RhD-Antigen, welche plazentagängig sind und die RhD-postiven fetalen Erythrozyten in einer nachfolgenden Schwangerschaft opsonieren. Die Erythrozyten werden daraufhin in der fetalen Leber abgebaut, wobei der Morbus haemolyticus neonatorum (MHN; engl. *Haemolytic Disease of the Newborn*, HDN) die Folge ist.

Bei der Geburt werden ausgeprägte Ödeme, Ascites sowie eine Hepatomegalie beobachtet und die Feten versterben oft präpartal bzw. kurz nach der Geburt (☞ Abb. 5.8).

Die Häufigkeit des MHN wird durch die Inzidenz der RhD-negativen Individuen einer Population reflektiert. Während RhD-negative Individuen in der afrikanischen (< 5 %) und asiatischen Population (< 0,1 %) eher selten sind, sind 15 % der kaukasischen Bevölkerung RhD-negativ [36]. So besteht hier das Risiko einer RhD-Inkompatibilität in jeder siebten Partnerschaft.

Ein MHN konnte durch die Einführung der RhD-Prophylaxe (hoch aufgereinigte anti-D-Antikörper) stark reduziert werden. Lag die Inzidenz in England im Jahr 1949 noch bei 320 auf 100.000 Geburten [37], so konnte durch die Einführung der RhD-Prophylaxe die Inzidenz auf 1,5 auf 100.000 reduziert werden [38]. Die anti-D-Antiköper werden dabei von bereits immunisierten Frauen (natürliches Reservoir) und durch hyperimmunisierte Männer (freiwillige Spender) isoliert und hoch aufgereinigt. Dennoch bleibt ein minimales Restrisiko einer Infektionsübertragung. Aktuell wird diskutiert, dass die Anzahl der freiwilligen Spender sinkt, was zu einer möglichen Knappheit der Prophylaxe führen könnte.

Durch die Entdeckung der zellfreien fetalen DNA (cffDNA) im mütterlichen Blut steht nun die Möglichkeiten zur Verfügung, nichtinvasiv den RhD-Genotyp des Feten ab der 8. SSW zu bestimmen. Dazu ist kein *Next Generation Sequencing* notwendig, sondern man kann die Diagnose mit Hilfe der schnellen und einfachen *Real Time*-PCR ermöglichen. Dabei werden in der Regel bis zu drei Exons amplifiziert. Aktuell wird diskutiert, ob ein allgemeines Screening aller Rhesus-negativen Schwangeren in Deutschland eingeführt werden sollte, um darüber hinaus zu entscheiden, bei welchen Schwangeren die Applikation der Prophylaxe indiziert ist – und bei wem darauf verzichtet werden kann. CE-Zertifizierte Tests wurden bereits entwi

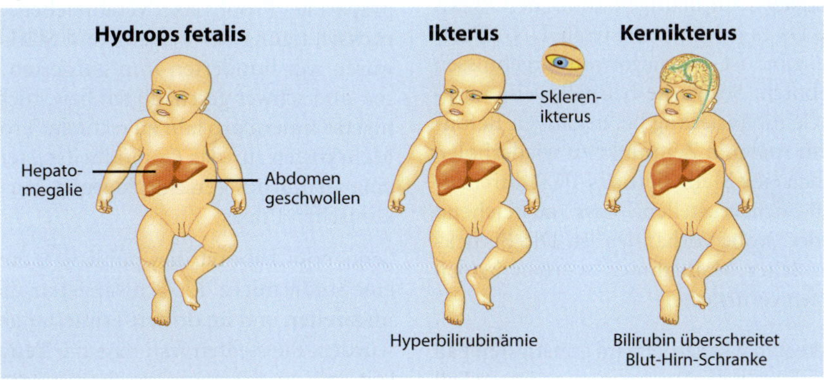

Abb. 5.8: Morbus haemolyticus neonatorum. Einzelheiten ☞ Text.

ckelt und auf den Markt gebracht. Auf diese Weise soll der drohenden Knappheit der Rhesus-Prophylaxe entgegengewirkt werden. Auf der anderen Seite wird argumentiert, dass denjenigen Schwangeren, die die Prophylaxe nicht benötigen, auch kein humanes (potenziell infektiöses) Medizinprodukt verabreicht werden würde. Aber ist die Einführung des RhD-Genotypisierung wirklich sinnvoll? Zwei Aspekte spielen hier eine Rolle: zum einen die Kosten, die damit verbunden sind, und zum anderen die Beantwortung der Frage, wie zuverlässig diese Methode ist.

Kostenrechnung

Der Preis für eine Standarddosis anti-D (300 µg) liegt bei 88,63 Euro. Pro Jahr gibt es in Deutschland 680.000 Geburten. Die Zielgruppe umfasst ca. 100.000 Rhesus-negative Schwangere (15 %) pro Jahr. Bei 60 % dieser Fälle ist der Fötus Rhesus-positiv. Nach den heute gängigen Prozedere würden demnach alle Rhesus-negativen Schwangeren eine Gabe anti-D präpartal und 60 % der Frauen eine zweite Dosis postpartal erhalten. Dabei entstehen Kosten für eine flächendeckende Vorsorge aller Rhesus-negativen Schwangeren in Höhe von 14,5 Millionen Euro.

Der Preis für die Genotypisierung liegt in Europa in einem Bereich zwischen 149 und 279 Euro [39]. Allein die Screeningkosten würden mit 15,2 bis 28,5 Millionen Euro die Kosten einer flächendeckenden Versorgung übersteigen. Bei 60 % der Fälle müssten jedoch zusätzlich auch zwei Gaben der Rhesus-Prophylaxe verabreicht werden (weitere 10,8 Millionen Euro), weil der Fetus als Rhesus-positiv typisiert wurde. Die Kosten würden sich dann im günstigsten Fall mit 29,1 Millionen Euro im Vergleich zur heutigen klinischen Praxis verdoppeln. Da es jedoch keine fetale DNA-Positivkontrolle gibt, ist bei negativen Ergebnissen Vorsicht geboten. So wurde beispielsweise empfohlen, die Genotypisierung bei negativen Befunden zu einem späteren Zeitpunkt zu wiederholen oder zusätzlich eine Methylierungs-PCR durchzuführen, um sicherzustellen, dass ausreichend cffDNA in der Probe vorhanden ist. Die Berücksichtigung solcher Maßnahmen würden jedoch weitere Kosten verursachen.

Die Gesamtkosten würden sich im günstigsten Fall auf 35,2 Mio. Euro belaufen, im ungünstigsten Fall auf ca. 56,4 Millionen Euro. Dies wären 20,7 bis 41,9 Millionen Euro mehr pro Jahr im Vergleich zur derzeitigen Praxis.

Nutzenrechnung

Im Jahr 1997 berichten Lo et al. erstmals vom Nachweis der zellfreien fetalen DNA am Beispiel des SRY-Gens [40]. Nur ein Jahr später publizierte er die Möglichkeit der nichtinvasiven pränatalen Diagnostik des fetalen Rhesus Status [41]. In den darauf folgenden Jahren beschäftigten sich viele Arbeitsgruppen mit dieser Thematik und berichteten häufig von einer 100 %igen Testzuverlässigkeit. Dies galt vor allem für die kleineren Studien, bei denen aus kuriosen Gründen auch schon mal einzelne Proben von der Statistik ausgeschlossen wurden. Im Jahr 2006 wurde die erste Metaanalyse veröffentlicht [42]. Dabei wurden 3.078 Patienten aus 31 Publikationen und 37 unterschiedliche Protokolle zusammengefasst und ausgewertet. Die durchschnittliche Testzuverlässigkeit lag bei 94,8 %. Auch wenn die Technik stets optimiert wurde, zeigen auch die aktuellen Studien keine 100 %ige Testzuverlässigkeit.

Bei der Studie von Müller und Legler et al. aus dem Jahr 2008 wurden 1.113 Rhesus-negative Schwangere untersucht. Unabhängig von der Isolierungsmethode (Spin-Columns und MagneticTips) lag die Sensitivität bei 99,7 und 99,8 % und die Spezifität bei 99,2 % und 98,1 % [43]. Bei einer schwedischen Studie aus dem Jahr 2012 wurden 4.118 Rhesus-negative Schwangere untersucht [44]. Die Falsch-Negativrate lag bei 1,1 %; selbst wenn ab der 8. SSW gemessen wird [44]. Bei 100.000 RhD-negativen Schwangeren allein in Deutschland pro Jahr würde man bei einem allgemeinen Screening demnach bei 1.100 Fällen ein falsch-negatives Ergebnis erhalten und – darauf basierend – keine präpartale Prophylaxe verabreichen. Unter Berücksichtigung der Präsenz und Stärke des FMH wären mit hunderten immunisierten Schwangeren und schwer geschädigten bzw. nicht lebensfähigen Kindern pro Jahr zu rechnen. Trotz enormer Mehrkosten für das Gesundheitssystem wäre das eine deutliche Verschlechterung zur bisherigen klinischen Praxis.

Sequenom Laboratories publizierte im Jahr 2013 eine Studie mit ca. 120 Schwangeren, die im ersten, im zweiten und im dritten Trimester genotypisiert wurden. Sie stellten fest, dass die Testzuverlässigkeit mit der Schwangerschaftswoche zunimmt [45]. Eine aktuelle multizentrische Studie mit

2.288 Schwangeren und 4.913 Messungen bestätigt diesen Befund [46]. Sie berichten von einer 100 % Sensitivität (Spezifität von 95,74 %), wenn ab der 23. SSW gemessen wird. Somit wäre tatsächlich eine akzeptable Testzuverlässigkeit gegeben. Da die Prophylaxe präpartal ohnehin erst kurz vor der 28. SSW appliziert wird, würde es reichen, die Genotypisierung ab der 23. SSW durchzuführen. Bei ca. 5 % würden auf Grund von RhD-Kontaminationen falsch-positive Ergebnisse generiert werden, wodurch diese Schwangeren unnötigerweise die Prophylaxe erhalten würden.

Bevor ein solches Screening jedoch eingeführt wird sollte ein weiterer Aspekt berücksichtigt werden: Aus persönlichen Kommunikationen mit Frauenärzten ging hervor, dass diese der RhD-Genotypisierung aus cffDNA nicht vertrauen. Diese würden selbst bei negativen Befunden präventiv die RhD-Prophylaxe verabreichen – so groß sei die Angst vor falsch-negativen Befunden. Somit steht bei ihnen die Gesundheit der Schwangeren in der Schwangerenversorgung gegenüber der möglichen Einsparung der RhD-Prophylaxe im Vordergrund, und der gewünschte Ersparniseffekt der Prophylaxe wäre nicht gegeben. Darüber hinaus sagt der Nachweis Rhesus-positiver fetaler DNA nichts über die Immunisierung aus. Die Angaben zur Häufigkeit des FMH variieren in der Literatur stark. Ein klinisch relevanter FMH tritt jedoch nur bei ca. 6 % der komplikationsfreien Schwangerschaften auf [47]. In der Mehrheit aller Fälle ist die FMH so gering, dass keine Immunisierung der Mutter erfolgt. Durch die Einführung der RhD-Genotypisierung würde die Prophylaxe jedoch allen positiv genotypisierten Schwangeren verabreicht werden, in der Mehrheit der Fälle jedoch unnötigerweise.

Da die Wahrscheinlichkeit einer Immunisierung proportional zur FMH ist, sollten wir uns in der Zukunft eventuell wieder mehr den fetalen Erythrozyten widmen, um eine tatsächlich begründete Indikation für die Applikation der Prophylaxe zu ermöglichen bzw. faktisch den Nachweis zu erbringen, dass eine Immunisierung ausgeschlossen ist. Das ist z.B. gängige Praxis in Australien [48]. Dort wird der Grad des FMHs bestimmt und basierend auf diesen Befunden die notwendige Menge an anti-D berechnet und appliziert. Ein Nachteil der heute in Deutschland noch gängigen Praxis ist, dass die Prophylaxe nur in 99,7 % der Fälle ausreicht. Es gibt also seltene Fälle, wo das FMH so massiv ausgeprägt ist, dass auch eine Standarddosis mit 300 µg die Immunisierung nicht verhindern kann. Da in Deutschland die FMH jedoch nicht routinemäßig bestimmt wird, werden diese Fälle nicht erkannt und es kann nicht entsprechend interveniert werden.

Es soll in diesem Kapitel nicht der Eindruck erweckt werden, dass sich hier generell gegen eine nichtinvasive Genotypisierung ausgesprochen wird. So gibt es z.B. andere Blutgruppeninkompatibilitäten (z.B. Kell), wo eine NIPT Sinn macht, um entsprechend klinisch intervenieren zu können. Bei Rhesus ist jedoch die besondere Situation gegeben, dass es eine Prophylaxe gibt, die relativ kostengünstig, gut verträglich sowie frei von Nebenwirkungen ist und nur ein minimales Infektionsrisiko birgt, wodurch hier die Vor- und möglichen Nachteile zwischen Prophylaxe und Genotypisierung abgewogen werden müssen. Auch wird es in den nächsten Jahren wahrscheinlich gelingen, eine künstliche Rhesusproxphylaxe zu entwickeln (wie Rozrolimupab [49] und Roledumab [50]), die dann unbegrenzt, noch günstiger und frei von einem möglichen Infektionsrisiko angeboten wird. Daher sollte aktuell gut abgewogen werden, welche eventuell kostenintensiven und arbeitsaufwändigen Strukturänderungen in Europa für die Einführung der RhD-Genotypisierung unternommen werden sollten und ob diese wirklich sinnvoll sind.

Zusammenfassung

Die Einführung der RhD-Genotypisierung würde im Vergleich zur heutigen Praxis zu enormen Mehrkosten führen. Eine ausreichende Testzuverlässigkeit wäre nur dann gegeben, wenn tatsächlich kurz vor der 28. SSW gemessen werden würde. Allerdings würde die Prophylaxe immer noch in der Mehrheit der Fälle mit positiven Befunden unnötigerweise verabreicht werden, da eine klinisch relevante FMH eher selten ist. In Zukunft sollte der Fokus daher eventuell wieder mehr auf die Quantifizierung fetaler Erythrozyten gesetzt werden, wenn ein wirkliches Interesse darin bestünde, mit der Prophylaxe in der Zukunft verantwortungsvoller umzugehen.

5.7. Fazit

Die humangenetische Diagnostik ist heute integraler Bestandteil der modernen Medizin. Bei der Mehrzahl der Maßnahmen handelt es sich dabei um molekulargenetische Untersuchungen zur Bestätigung von Verdachtsdiagnosen bei klinisch erkannten Erkrankungen von einzelnen Patienten. In der klassischen humangenetischen Diagnostik werden dabei ausschließlich vorgegebene bekannte Sequenzen gezielt und spezifisch in einer diagnostischen Probe auf Veränderungen untersucht. Diese Veränderungen werden dann entweder nachgewiesen oder ausgeschlossen. Damit bleibt die Möglichkeit der diagnostischen Aussagen auch auf die eingesetzten Sequenzen begrenzt und führt lediglich zur Beantwortung einer eingegrenzten Fragestellung. Neben einer klaren Diagnosestellung sollen vor allem zielgerichtete Therapieoptionen ermöglicht werden.

Die neuen technischen Verfahren ermöglichen dagegen die Untersuchung vieler oder aller vorhandenen Sequenzinformationen, das heißt des kompletten Exoms oder Genoms und damit nicht nur die Diagnostik einer gezielten klinischen Fragestellung. Bei dieser Art der Untersuchung werden dann aber auch zahlreiche genetische Zusatzbefunde entstehen.

Genetische Zusatzbefunde sind Befunde, die im Rahmen einer genetischen Diagnostik ermittelt werden, aber nicht mit der ursprünglichen Fragestellung in Verbindung stehen und dennoch Bedeutung für die Gesundheit der untersuchten Person und/oder auch ihrer Verwandten haben. International wird nach wie vor diskutiert welche Zusatzbefunde im Sinne unerwarteter genetischer Eigenschaften mitgeteilt werden sollten und welche nicht.

Die *Deutsche Gesellschaft für Humangenetik* empfiehlt, nur solche Ergebnisse mitzuteilen, die analytisch gesichert, wissenschaftlich validiert und gesundheitsrelevant sind. Ärztlich geboten sei die Mitteilung von Zusatzbefunden, aus denen sich für die untersuchte Person ein relevantes Risiko für eine behandelbare Krankheit ergibt.

Die *European Society of Human Genetics* (ESHG) sieht eine Pflicht zur Mitteilung von Zusatzbefunden, wenn diese entweder bei der getesteten Person oder ihren nahen Verwandten auf ernste Gesundheitsprobleme hinweisen.

Das *American College of Medical Genetics and Genomics* (ACMG) hat darüber hinaus eine "Minimum"-Liste von 57 bekannten genetischen Varianten erstellt. Zusatzbefunde bei einer Gesamtgenomanalyse, die sich auf dieser Liste finden, sollen im Laborbericht auf jeden Fall erwähnt werden. Nach den durch ACMG und ESHG angestrebten Vorgaben sollen Patienten auch dann über gesundheitsrelevante Zusatzbefunde informiert werden, wenn diese sich vor der Untersuchung im Rahmen des Aufklärungsgespräches gegen die Mitteilung solcher Befunde entschieden haben.

Um sowohl Ärzte als auch Patienten in die Lage zu versetzen, die Bedeutung von genetischen Befunden und Zusatzbefunden besser einordnen zu können, ist es erforderlich, breit angelegte Bildungswerkzeuge und neue Kommunikationskonzepte zu entwickeln. Nur mit einem gewissen genetischen Grundverständnis ist wohl auch in der Zukunft eine selbstbestimmte Entscheidungsfindung der Patienten im Arzt-Patienten Dialog noch möglich.

5.8. Literatur

1. Canick JA, Kloza EM, Lambert-Messerlian GM, Haddow JE, Ehrich M, van den Boom D, Bombard AT, Deciu C, Palomaki GE. DNA sequencing of maternal plasma to identify Down syndrome and other trisomies in multiple gestations. Prenat Diagn 2012, 32, 730–734.

2. Gil MM, Quezada MS, Bregant B, Syngelaki A, Nicolaides KH. Cell-Free DNA Analysis for Trisomy Risk Assessment in First-Trimester Twin Pregnancies. Fetal Diagn Ther 2014, 35, 204–211.

3. Leung TY, Qu JZ, Liao GJ, Jiang P, Cheng YK, Chan KC, Chiu RW, Lo YM. Noninvasive twin zygosity assessment and aneuploidy detection by maternal plasma DNA sequencing. Prenat Diagn 2013, 33, 675–681.

4. Grömminger S, Yagmur E, Erkan S, Nagy S, Schöck U, Bonnet J, Smerdka P, Ehrich M, Wegner RD, Hofmann W, Stumm M. Fetal Aneuploidy Detection by Cell-Free DNA Sequencing for Multiple Pregnancies and Quality Issues with Vanishing Twins. J Clin Med 2014, 3, 679-692.

5. Curnow KJ, Wilkins-Haug L, Ryan A, Kýrkýzlar E, Stosic M, Hall MP, Sigurjonsson S, Demko Z, Rabinowitz M, Gross SJ. Detection of triploid, molar, and vanishing twin pregnancies by a single-nucleotide polymorphism-based noninvasive prenatal test. Am J Obstet Gynecol. 2015 Jan;212(1):79.e1-9.

6. Gil MM, Accurti V, Santacruz B, Plana MN, Nicolaides KH. Analysis of Cell-Free DNA in Maternal Blood in Screening For Aneuploidies: Updated Meta-Analysis. Ultrasound Obstet Gynecol. 2017 Apr 11. doi: 10.1002/uog.17484. [Epub ahead of print] Review.

7. Brar H, Wang E, Struble C, Musci TJ, Norton ME. The fetal fraction of cell-free DNA in maternal plasma is not affected by a priori risk of fetal trisomy. J Matern Fetal Neonatal Med. 2013 Jan;26(2):143-5.

8. Palomaki GE, Kloza EM, Lambert-Messerlian GM, Haddow JE, Neveux LM, Ehrich M, van den Boom D, Bombard AT, Deciu C, Grody WW, Nelson SF, Canick JA. DNA sequencing of maternal plasma to detect Down syndrome: an international clinical validation study. Genet Med 2011 Nov;13(11):913-20.

9. Norton ME, Jacobsson B, Swamy GK, Laurent LC, Ranzini AC, Brar H, Tomlinson MW, Pereira L, Spitz JL, Hollemon D, Cuckle H, Musci TJ, Wapner RJ. Cell-free DNA Analysis for Noninvasive Examination of Trisomy. N Engl J Med 2015; 372:1589-1597.

10. Taneja PA, Snyder HL, de Feo E, Kruglyak KM, Halks-Miller M, Curnow KJ, Bhatt S. Noninvasive prenatal testing in the general obstetric population: clinical performance and counseling considerations in over 85 000 cases. Prenat Diagn. 2016;36:237-43.

11. Taylor-Phillips S, Freeman K, Geppert J, Agbebiyi A, Uthman OA, Madan J, Clarke A, Quenby S, Clarke A. Accuracy of non-invasive prenatal testing using cell-free DNA for detection of Down, Edwards and Patau syndromes: a systematic review and meta-analysis. BMJ Open. 2016 Jan 18;6(1):e010002. doi: 10.1136/bmjopen-2015-010002. Review. PubMed PMID: 26781507; PubMed Central PMCID: PMC4735304.

12. Palomaki GE, Kloza EM, O'Brien BM, Eklund EE, Lambert-Messerlian GM. The clinical utility of DNA-based screening for fetal aneuploidy by primary obstetrical care providers in the general pregnancy population. Genet Med. 2017. doi: 10.1038/gim.2016.194. [Epub ahead of print]

13. Benn P. Expanding non-invasive prenatal testing beyond chromosomes 21, 18, 13, X and Y. Clin Genet. 2016 Dec;90(6):477-485. doi: 10.1111/cge.12818. Epub 2016 Jul 21. Review. PubMed PMID: 27283893.

14. Peters D, Chu T, Yatsenko SA, Hendrix N, Hogge WA, Surti U, Bunce K, Dunkel M, Shaw P, Rajkovic A. Noninvasive prenatal diagnosis of a fetal microdeletion syndrome. N Engl J Med 2011 Nov 10;365(19):1847-8.

15. Jensen TJ, Dzakula Z, Deciu C, van den Boom D, Ehrich M. Detection of microdeletion 22q11.2 in a fetus by next-generation sequencing of maternal plasma. Clin Chem 2012 Jul;58(7):1148-51.

16. Fan HC, Gu W, Wang J, Blumenfeld YJ, El-Sayed YY, Quake SR. Non-invasive prenatal measurement of the fetal genome. Nature 2012 Jul 19;487(7407):320-4.

17. Srinivasan A, Bianchi DW, Huang H, Sehnert AJ, Rava RP. Noninvasive detection of fetal subchromosome abnormalities via deep sequencing of maternal plasma. Am J Hum Genet 2013 Feb 7;92(2):167-76.

18. Lo YM, Chan KC, Sun H, Chen EZ, Jiang P, Lun FM, et al. Maternal plasma DNA sequencing reveals the genome-wide genetic and mutational profile of the fetus. Sci Transl Med 2010;2:61ra91.

19. Kitzman JO, Snyder MW, Ventura M, Lewis AP, Qiu R, Simmons LE, Gammill HS, Rubens CE, Santillan DA, Murray JC, Tabor HK, Bamshad MJ, Eichler EE, Shendure J. Noninvasive whole-genome sequencing of a human fetus. Sci Transl Med 2012 Jun 6;4(137):137ra76.

20. ChenS, GeH,WangX,PanX,YaoX,LiX,ZhangC, Chen F, Jiang F, Li P, Jiang H, Zheng H, Zhang L, Zhao L, Wang W, Li S, Wang J,Wang J, YangH, Li Y, Zhang X. Haplotype-assisted accurate non-invasive fetal whole ge- nome recovery through maternal plasma sequencing. Genome Med. 2013 Feb 27;5(2):18.

21. Kingsmore SF. Newborn testing and screening by whole-genome sequencing. Genet Med. 2016 Mar;18(3): 214-6.

22. Berg JS, Agrawal PB, Bailey DB Jr, Beggs AH, Brenner SE, Brower AM, Cakici JA, Ceyhan-Birsoy O, Chan K, Chen F, Currier RJ, Dukhovny D, Green RC, Harris-Wai J, Holm IA, Iglesias B, Joseph G, Kingsmore SF, Koenig BA, Kwok PY, Lantos J, Leeder SJ, Lewis MA, McGuire AL, Milko LV, Mooney SD, Parad RB, Pereira S, Petrikin J, Powell BC, Powell CM, Puck JM, Rehm HL, Risch N, Roche M, Shieh JT, Veeraraghavan N, Watson MS, Willig L, Yu TW, Urv T, Wise AL. Newborn Sequencing in Genomic Medicine and Public Health. Pediatrics. 2017 Feb;139(2).

23. Pauli A, Rinn JL, Schier AF. Non-coding RNAs as regulators of embryogenesis. Nat Rev Genet 2011, 12(2): 136-49

24. Qian K, et al. Hsa-miR-222 is involved in differentiation of endometrial stromal cells in vitro. Endocrinology 2009, 150(10): 4734-43.

25. Altmae S et al. MicroRNAs miR-30b, miR-30d, and miR-494 regulate human endometrial receptivity. Reprod Sci 2013, 20(3): 308-17.

26. Hu SJ et al. MicroRNA expression and regulation in mouse uterus during embryo implantation. J Biol Chem 2008, 283(34): 23473-84.

27. Chakrabarty A et al. MicroRNA regulation of cyclooxygenase-2 during embryo implantation. Proc Natl Acad Sci U S A, 2007, 104(38): 15144-9.

28. Montenegro D et al. Expression patterns of microRNAs in the chorioamniotic membranes: a role for microRNAs in human pregnancy and parturition. J Pathol 2009, 217(1): 113-21.

29. Kamhieh-Milz J et al. Differentially Expressed MicroRNAs in Maternal Plasma for the Noninvasive Prenatal Diagnosis of Down Syndrome (Trisomy 21). Biomed Res Int 2014, 2014: 402475.

30. Wang X et al. Loss of sorting nexin 27 contributes to excitatory synaptic dysfunction by modulating glutamate receptor recycling in Down's syndrome. Nat Med 2013, 19(4): 473-80.

31. Birken S. Specific measurement of o-linked core 2 sugar-containing isoforms of hyperglycosylated human chorionic gonadotropin by antibody b152. Tumour Biol 2005, 26(3): 131-41.

32. Grossman TR et al. Over-expression of DSCAM and COL6A2 cooperatively generates congenital heart defects. PLoS Genet 2011, 7(11): e1002344.

33. van der Wal EA, Gomez-Pinilla F, Cotman CW. Transforming growth factor-beta 1 is in plaques in Alzheimer and Down pathologies. Neuroreport 1993, 4(1): 69-72.

34. Bromage SJ et al. Abnormal TGFbeta levels in the amniotic fluid of Down syndrome pregnancies. Am J Reprod Immunol 2000, 44(4): 205-10.

35. Chim SS et al. Detection and characterization of placental microRNAs in maternal plasma. Clin Chem 2008, 54(3): 482-90.

36. Sun CF et al. RHD gene polymorphisms among RhD-negative Chinese in Taiwan. Vox Sang 1998, 75(1): 52-7.

37. Tovey LA. ABC of transfusion. Haemolytic disease of the newborn and its prevention. BMJ 1990, 300(6720): 313-6.

38. Kumpel BM. Lessons learnt from many years of experience using anti-D in humans for prevention of RhD immunization and haemolytic disease of the fetus and newborn. Clin Exp Immunol 2008, 154(1): 1-5.

39. Benachi A et al. Impact of non-invasive fetal RhD genotyping on management costs of rhesus-D negative patients: results of a French pilot study. Eur J Obstet Gynecol Reprod Biol 2012, 162(1): 28-32.

40. Lo YM et al. Presence of fetal DNA in maternal plasma and serum. Lancet 1997, 350(9076): 485-7.

41. Lo YM et al. Prenatal diagnosis of fetal RhD status by molecular analysis of maternal plasma. N Engl J Med 1998, 339(24): 1734-8.

42. Geifman-Holtzman O, Grotegut CA, Gaughan JP. Diagnostic accuracy of noninvasive fetal Rh genotyping from maternal blood—a meta-analysis. Am J Obstet Gynecol 2006, 195(4): 1163-73.

43. Müller SP et al. The determination of the fetal D status from maternal plasma for decision making on Rh prophylaxis is feasible. Transfusion 2008, 48(11): 2292-301.

44. Wikman AT et al. Noninvasive single-exon fetal RHD determination in a routine screening program in early pregnancy. Obstet Gynecol 2012, 120(2 Pt 1):227-34.

45. Moise KJ et al. Circulating cell-free fetal DNA for the detection of RHD status and sex using reflex fetal identifiers. Prenat Diagn 2013, 33(1): 95-101.

46. Chitty LS et al. Diagnostic accuracy of routine antenatal determination of fetal RHD status across gestation: population based cohort study. BMJ, 2014. 349: p. g5243.

47. Bowman JM, Pollock JM, Penston LE. Fetomaternal transplacental hemorrhage during pregnancy and after delivery. Vox Sang 1986, 51(2): 117-21.

48. Fong EA et al. Evaluation of a new rapid anti-HbF FITC assay, Trillium QuikQuant, for detection and quantitation of foetomaternal haemorrhage. Int J Lab Hematol 2013, 35(1): 106-10.

49. Stasi R. Rozrolimupab, symphobodies against rhesus D, for the potential prevention of hemolytic disease of the newborn and the treatment of idiopathic thrombocytopenic purpura. Curr Opin Mol Ther 2010, 12(6): 734-40.

50. Yver A et al. Pharmacokinetics and safety of roledumab, a novel human recombinant monoclonal anti-RhD antibody with an optimized Fc for improved engagement of FCgammaRIII, in healthy volunteers. Vox Sang 2012, 103(3): 213-22.

51. Henneman L, Borry P, Chokoshvili D, Cornel MC, van El CG, Forzano F, Hall A, Howard HC, Janssens S, Kayserili H, Lakeman P, Lucassen A, Metcalfe SA, Vidmar L, de Wert G, Dondorp WJ, Peterlin B. Responsible implementation of expanded carrier screening. Eur J Hum Genet. 2016 Jun;24(6):e1-e12.

52. Azimi M, Schmaus K, Greger V, Neitzel D, Rochelle R, Dinh T. Carrier screening by next-generation sequencing: health benefits and cost effectiveness. Mol Genet Genomic Med. 2016 Jan 29;4(3):292-302.

Abkürzungs-verzeichnis

6. Abkürzungsverzeichnis

Abkürzung	Bedeutung
AC	Amniozentese
aCGH	*Array-Comparative Genomic Hybridisation*
AFP	Alpha-Fetoprotein
aRNA	*Antisense*-RNA
BMI	*Body Mass Index*
CAH	Kongenitale Adrenale Hyperplasie
CC	Chordozentese
CF	Zystische Fibrose
cffDNA	*Cell-free fetal* DNA, zellfreie fetale DNA
CGH	*Comparative Genomic Hybridisation*
CNV	*Copy Number Variations*
CPM	*Confined Placenta Mosaicism*
CVS	Chorionzottenbiospsie (*Chorionic Villi Sampling*)
DAPI	4',6-Diamidin-2-Phenylindol (Fluoreszenzfarbstoff)
DEGUM	*Deutsche Gesellschaft für Ultraschall in der Medizin*
DGV	*Database of Genomic Variants*
DMD	Muskeldystrophie Duchenne
DNA	Desoxyribonukleinsäure
EDTA	Ethylen-Diamintetraessigsäure
ETS	Ersttrimester-Screening
FISH	Fluoreszenz-*in-situ*-Hybridisierung
FMH	Feto-Maternale Hämorrhagie
GTG	*G-bands by trypsin using Giemsa*
HbF	Fetales Hämoglobin
HCG	Humanes Choriongonadotropin
HDN	*Haemolytic Disease of the Newborn*
HGP	*Human Genome Project*
HIV	Humanes Immundefizienz-Virus
HLA	Humanes Leukozytenantigen (-System)
ICSI	Intrazytoplasmatische Spermien-injektion
ISPD	*International Society for Prenatal Diagnosis*
IVF	*In vitro*-Fertilisation
kb	Kilobasen
KEGG	Kyoto-Enzyklopädie von Genen und Genomen
lincRNA	*Long intergenic non-coding* RNA
MAD	*Median Absolute Deviation*
Mb	Millionen Basen(paare)
MBD	*Methyl-CpG-binding domain*
MeDIP	*Methylated* DNA *immunoprecipitation*
MHN	Morbus haemolyticus neonatorum
miRNA	Micro-RNA
MPS	*Massively Parallel Sequencing*
mRNA	*Messenger*-RNA
NGS	*Next Generation Sequencing*
NIPD	Nichtinvasive Pränataldiagnostik
NIPT	Nichtinvasive pränatale Tests
NT	Nackentransparenz
OMIM	*Online Mendelian Inheritance in Man*
PAPP-A	*Pregnancy Associated Plasma Protein* A
PCR	Polymerasekettenreaktion (*Polymerase Chain Reaction*)
PI	Pulsatilitätsindex
piRNA	PIWI-*interacting* RNA
PIV	Pulsatilitätsindex für Venen
qNIPT	Quantitative NIPT
qPCR	Quantitative *real-time* PCR
rasiRNA	*Repeat associated small interfering* RNA
RhD	Rhesusfaktor, Rhesus D
RI	Resistenzindex
RMD	*Relative Mutation Dosage*
rMPS	*Random* MPS
RNA	Ribonukleinsäure
RNAi	RNA *interference*
rRNA	Ribosomale RNA
siRNA	*Small interfering* RNA
SNP	*Single Nucleotide Polymorphism*
snRNA	*Small nuclear* RNA
SSW	Schwangerschaftswoche
StGB	Strafgesetzbuch
T13	Trisomie 13
T18	Trisomie 18
T21	Trisomie 21
TGF	*Transforming Growth Factor*
tMPS	*Targeted* MPS
tRNA	*Transfer*-RNA
UPD	Uniparentale Disomie
WG	*Whole Genome Shotgun Sequencing*

Tab. 6.1: Abkürzungsverzeichnis.

Index

Index

P

Q

R

S

T

U

V

W

Y

Z